カラー図解

分子レベルで見た体のはたらき

いのちを支えるタンパク質を視る

平山令明　著

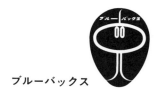

ブルーバックス

装幀／芦澤泰偉・児崎雅淑
カバーイラスト・もくじ・章扉／中山康子
本文図版／さくら工芸社

はじめに

　私たちの体の中では、無数の分子がかいがいしく働いている。私たちの生命活動のすべては、これら極微の分子たちの緻密な働きによっている。さまざまな分子の連携プレーによって、生命活動の素晴らしい効率と発展性が実現されている。

　私たちの体の中でのこうした活動は、私たちがいちいち意識しなくても自動的に行われている。だから、どんな分子がどこでどのように働いているかを知る必要がないので、これらの分子の顔がどんなものかを知ることもない。もっとも、分子はなにしろ小さいので、ちょっと覗いてみるというわけにもいかない。私たちにとって非常に大切な、そして実は最も身近なところにいるのに、まったくお目にかかることのない分子たちを、本書では皆さんに紹介しようと思う。

　私たちの体の中では、実にさまざまな分子が働いている。ほとんど無限と言っていい程の数の分子が働いているが、その種類は意外と多くない。と言っても、そのすべてをこの小さな本で取り上げるというわけにもいかない。

　私たちの体の単位である細胞に平均的に含まれる分子を見ると、重量においてタンパク質が水に次いで多い。つま

り水を除くと、タンパク質の量が一番多い。ただ多いだけではなく、タンパク質は私たちの生命活動の最も華々しい表舞台の役者である。

　そこで、この本では主にタンパク質の立ち振る舞いにスポットライトを当て、生命活動での重要ないくつかの場面を見ることにする。主役であるタンパク質の活躍を支えている多くの分子たちがいることはもちろんである。主役の演技に魅せられた方は、これらの脇を固める分子たちの働きも生化学の本で是非学んで欲しい。

　分子は原子が三次元的に組み合わされてできており、分子の働きとその三次元構造との間にはたいへん密接な関係がある。決まった三次元構造をとらないと、分子はその目的通りには働いてくれない。その意味で、分子は原子でできた機械とも言える。原子が適切に配置されて機械の部品を作り、その部品がさらに巧妙に組み合わされて、初めて機械としての役目を果たす。本書では、主にタンパク質の働きを、三次元構造に基づいて紹介する。

　私たちは、生物の仕組みや働きを知るための科学を発展させてきた。20世紀最後の四半世紀における生命科学の発展には、すさまじいものがあった。生命科学の発展はすぐさま生命工学に結びつき、自由主義経済の原則がそれをさらに加速させてきた。それは一方で、科学のやり方をまったく変えてしまいつつある。高価な建材になるという理由で、森林を無差別に伐採する。科学もこれとまったく同様なやり方で行われていることすらある。そのような風潮の中、最近では生命科学は経済的な利益を得るための生産

はじめに

技術につながるもの、という目で見られることも多い。

　生命のもつ素晴らしい仕組みは、生命が過酷な競争を勝ち抜いて獲得してきたものである。私たち自身も、決してその枠から外れるものではない。生命の仕組みを知ることは、私たち自身を知ることでもある。生命の基本的な仕組みと、私たち自身の生き方やものの考え方が符合していなければ、私たちはもはや生物とは言えまい。物質生産技術だけではなく、もっと本質的で大切なものを、私たちは生命の仕組みから学べるのではないか、また学ぶべきではないか、と私は考える。

　本書の初版は20年前の1998年に出版された。この20年間、幸いにも多くの読者に受け入れられ、版を重ねることができ、2015年からは電子版のみの出版になった。しかしその後、多くの教育関係者から紙媒体の本書の出版を望む声が寄せられた。そこで、電子版の出版以来得られた知見も加え、改訂した新装版を出版することにした。また、これを機会にほとんどの立体構造図を書き直し、全てカラー化して、読者の理解が従来版にも増して一層深まることも図った。

　講談社の梓沢修氏との議論が本書の構想の発端であり、また執筆の過程でも同氏に大変お世話になった。ここに記して感謝の意を表したい。

「カラー図解版」について

(1) カラー図解版では、すべての生体分子の立体構造を、最大限大きな高精細**カラー立体図**で表現した。カラー図版にすることで、生体分子の立体構造の特徴や働きがより理解しやすくなった。

(2) 旧版の出版後に得られた知見を新たに付け加えた。また、旧版でわかりにくかった箇所を加筆・訂正して、よりわりやすい記述に改めた。

(3) 分子のカラー立体構造は「**CCP4mg**」を用いて描画した。「CCP4mg」は無償でダウンロードできる、**Windows、Mac OS、Linux**に対応する高機能グラフィックス・ソフトウェアであり、読者の便を図るため、**そのダウンロードの仕方と簡単な操作法を付録に収めた。**
「CCP4mg」を利用することで、読者は本書中のすべての分子の立体構造図を再現できるだけでなく、分子構造をさまざまな角度から観察することもでき、生体分子の立体構造に関する理解を深めることが可能である。

もくじ

はじめに *3*

第1章 体の中で働く分子 11

1-1 すべての生命活動は分子から *12*

1-2 要の分子はタンパク質 *13*

1-3 タンパク質は立体構造をとる *19*

1-4 分子の形と働きの関係 *31*

1-5 立体構造を知る手段 *34*

第2章 遺伝や情報を制御する分子 39

2-1 情報を貯える場所DNA *40*

2-2 情報の複製 *47*

2-3 DNA情報からタンパク質へ *53*

2-4 遺伝子の情報を制御する *59*

2-5 情報を整理する *69*

第3章 食物を消化する 73

- 3-1 タンパク質を消化するタンパク質
  （タンパク質分解酵素：プロテアーゼ） 75
  - 3-1-1 キモトリプシンの仲間 75
  - 3-1-2 ペプシンの仲間 81
  - 3-1-3 ペプチダーゼ 84
- 3-2 デンプンを消化する 87
- 3-3 脂肪を消化する 91
- 3-4 老朽化したタンパク質を壊す 93

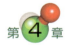

第4章 エネルギーを作るための分子 105

- 4-1 解糖系 108
- 4-2 クエン酸回路 125
- 4-3 電子伝達系 135
- 4-4 グルコース1分子から得られるATPの数 145

第5章 体内で分子を変換する 147

5-1 酸化還元反応を行う酵素 *148*

5-2 アミノ酸や核酸を合成する酵素 *158*

5-3 分子を修飾する転移酵素 *165*

5-4 タンパク質分子の形を決める *168*

5-5 リン酸結合を操作する分子 *173*

第6章 物質を運搬する分子 177

6-1 酸素の運搬 *178*

6-2 金属を運搬する分子 *187*

6-3 ポーリン *193*

6-4 K$^+$イオン・チャネル *196*

第7章 外敵から守るための分子防衛群 201

7-1 外敵を破壊する使命を帯びた分子 *203*

7-2 出血を防ぐ分子たち *213*

7-3 解毒する分子 *219*

第8章 体の働きを調節する分子 229

8-1 サイトカイン *231*

8-2 ホルモン *240*

付録

分子グラフィックス・ソフトウェアと立体構造データ 247

（1） 分子グラフィックス・ソフトウェアCCP4mgの簡単な使い方 *250*

（2） 立体構造データの入手 *260*

さくいん *263*

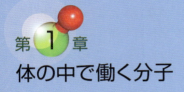

第1章 体の中で働く分子

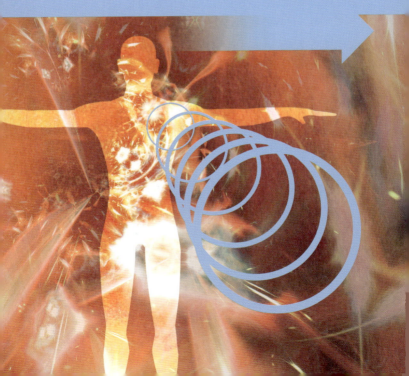

1-1　すべての生命活動は分子から

■体という国家

　私たちの体は約60兆個の細胞からなる。世界保健機関（WHO）によれば、2016年の世界の人口は約73億人と推計されている。私たち一人一人の体には、世界の人口の約1万倍近い数の細胞がひしめき合っている。現在でも、世界のあちこちに争いの種は尽きないが、これは宗教や民族などの違いによって、目的や価値観が異なるためであり、世界の人々を束ねることは当分の間難しそうである。

　それに対して、私たちの体を構成する約60兆の文字どおりの同胞は、はっきりした目的と使命をもって毎日を生きている。世界の人口よりはるかに多いにもかかわらず、その働きはほとんどの場合、実に整然としている。しかし独裁主義的な国家とは異なり、細胞は奴隷ではなく、全体である私たちはその支配者でもない。「般若心経」ではないが、個は全体であり、全体は個であるとも言える。私たちの体を国家になぞらえれば、まったくもって理想的な国家と言えるのではないだろうか。

■分子が支える細胞の働き

　こうした細胞の整然とした働きは、細胞の中にある、これまた無数の分子の働きによっている。これら働き手である分子が、個々の細胞の活動を支え、60兆の細胞間の調整にもあたっている。そのために、私たちは必要な分子を作り、作ることができない分子は食物として外界から取り入れる。

第1章　体の中で働く分子

　60兆の構成員からなる複雑な組織を運営していくためには、実に様々な仕組みが必要である。その仕組みは決して簡単ではない。しかし個々の細胞が目的や理想を同じくするので、統括するための仕組みは、その数の割には思ったほど複雑ではなく、非常に効率的である。また効率的でなければ、60兆もの細胞を日々コントロールすることはできない。高々73億の人間を動かしていくための仕組みよりも、はるかに単純で効率的な仕組みである。

　これらの仕組みは、大小様々な分子によって運営されている。分子機械、分子通信、分子工場など、ナノスケールの分子を上手に活用し、小さく、効率的で、かつ単純な運営体制を敷いているのが「細胞」であり、私たちの体である。60兆もの構成員を整然と動かす分子システムは確かに複雑であるが、科学によって解き明かされたその仕組みは、思いのほか単純である。それらは非常に巧みで、かつ卓越した合理性を持っている。この本では、そうした分子システムのいくつかについて、考えてみることにする。

1-2　要の分子はタンパク質

　私たちは毎日食べ、仕事をし、動き、勉強し、考え、子孫を残し、笑ったり、怒ったり、そして悲しんだりして死んでいく。そのすべての活動は、私たちの体の中にある、極めて小さな実体である「分子」によっている。私たちの体を構成する成分のうち、おおよそ水が66.0パーセント、タンパク質が16.0パーセント、脂肪が13.0パーセント、炭水化物が0.4パーセント、そして無機塩類が4.4パーセント

である。

　この割合からわかるように、**タンパク質**は私たちの体を作る主たる分子群である。単に割合が多いだけでなく、その働きにおいても、タンパク質が最も重要な役割を演じている。生命の組織そして活動は「タンパク質によって運営されている」と言ってもよい。したがって、本書では、主にタンパク質にスポットライトを当てながら、生命の分子システムについて考えることにしたい。

■**タンパク質とは**

　タンパク質は、**アミノ酸**からできている。アミノ酸がつながって、タンパク質は作られる。アミノ酸は**アミノ基**と**カルボキシ基**を含む分子であり、私たちの体のタンパク質を作るすべてのアミノ酸は、1つの炭素原子（α炭素ないし$C_α$と呼ばれる）に**アミノ基とカルボキシ基が結合したもの**である（図1-1）。Rで表される部分を**側鎖**と呼び、この側鎖の部分がアミノ酸の種類によって異なる。側鎖以外の部分を**主鎖**と呼ぶ。

　$C_α$に注目してアミノ酸を見ると、互いに**鏡像体**の関係になる**L体とD体**が存在する。しかし私たちの体で使われるアミノ酸は、**すべてL体**である。L体とD体は、私たちの右手と左手の関係にあたる。私たちの体の中の分子にとっては、右手か左手かは極めて重要な問題である。アミノ酸に限らず、右手と左手の関係にある分子のうち、私たちの体は通常その一方のみしか使えず、逆のものは有害である場合すらある。

第1章　体の中で働く分子

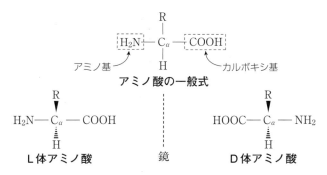

図1-1　アミノ酸の構造

Rは側鎖を表し、アミノ酸の種類により異なる。◀RはRが紙面の手前に向いていることを、┈┉HはHが紙面の向こう側に向いていることを示す。C_α、NH_2そして$COOH$は紙面上にあることを示す。L体アミノ酸とD体アミノ酸は間違えやすい。アミノ酸を描く時に、図のようにアミノ基を左側に、カルボキシ基を右側に描き、C_α原子に結合した水素原子を下に(立体的にも)、側鎖を上に(立体的にも)描く習慣をつけると間違うことが少なくなる。

このように、分子内の原子の立体的な配置は非常に重要である。分子の立体構造と働きの間には切っても切れない関係があり、分子の働きを理解するためには、まず分子の立体構造を知らなくてはならない。

■アミノ酸

　私たちの体を構成するアミノ酸は、20種類である。20種類のアミノ酸は、側鎖を作る原子団によって、様々な性質をもつ。したがって、それら20種類のアミノ酸をどう

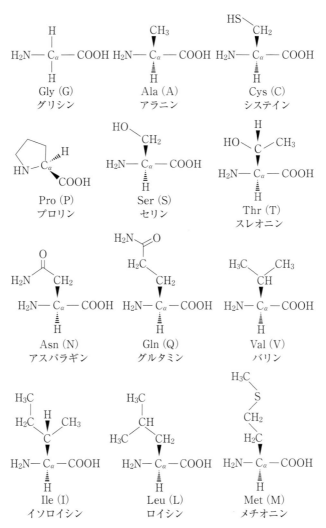

図1-2a 20種類のアミノ酸の構造

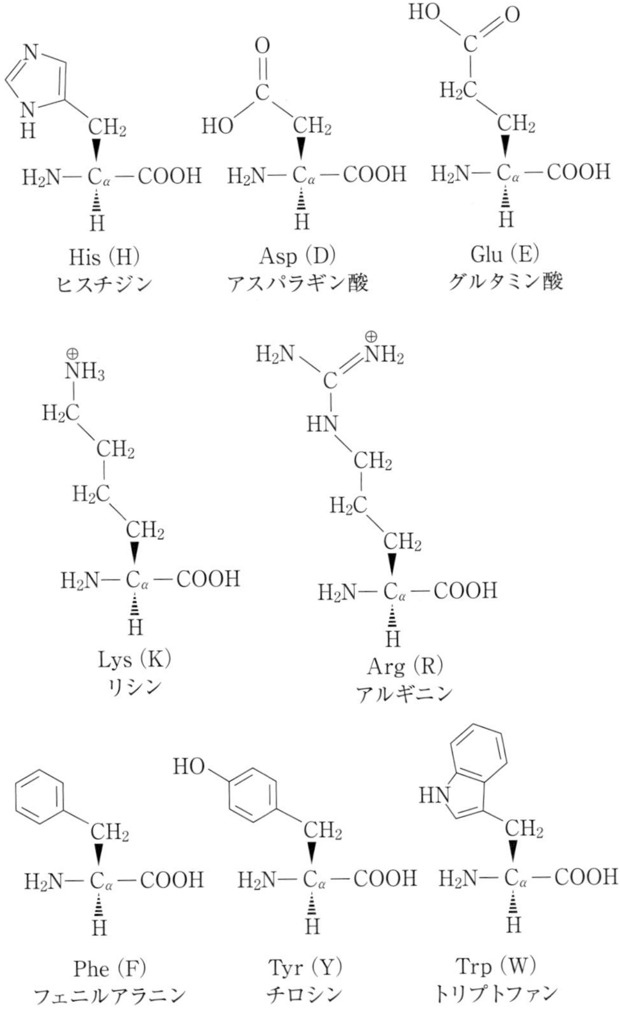

His (H)
ヒスチジン

Asp (D)
アスパラギン酸

Glu (E)
グルタミン酸

Lys (K)
リシン

Arg (R)
アルギニン

Phe (F)
フェニルアラニン

Tyr (Y)
チロシン

Trp (W)
トリプトファン

図 1-2a　20種類のアミノ酸の構造（続き）

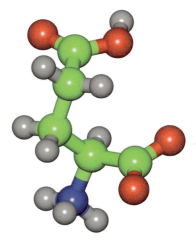

図1-2b　グルタミン酸

C：緑、N：青、O：赤、H：灰色　の球で示す。

つなげるかで、でき上がるタンパク質の働きが決まってくる。

　20種類のアミノ酸はそれぞれに個性的であり、その並び方を少し変えるだけで、異なった性質をもったタンパク質を作ることができる。

　20種のアミノ酸の化学構造を図1-2aに示す。水溶性のアミノ酸、脂溶性のアミノ酸、小さいアミノ酸、大きいアミノ酸、酸性のアミノ酸、塩基性のアミノ酸、柔らかいアミノ酸、硬いアミノ酸などなどバラエティーに富んでいる。

　図1-2bにはグルタミン酸、図1-2cにはチロシンの立体構造を示す。これらの分子構造は、X線結晶解析（後述）

第1章　体の中で働く分子

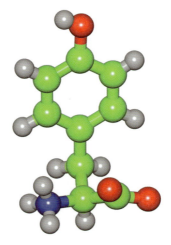

図1-2c　チロシン
C：緑、N：青、O：赤、H：灰色　の球で示す。

という方法で実験的に求められたものである。生体中では、主鎖のカルボキシ基のHがH$^+$になり、そのH$^+$が主鎖のアミノ基に結合している。つまり、末端のアミノ基はNH$_3^+$に、末端のカルボキシ基はCOO$^-$になっている。図1-2aに示す化学構造の一般式と異なるので、注意して欲しい。

1-3　タンパク質は立体構造をとる
■脱水縮合で結合する

　タンパク質は隣り合うアミノ酸のアミノ基と、カルボキシ基が脱水縮合してつながってできたものである（図

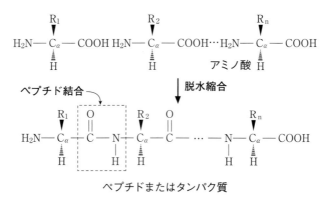

図1-3a タンパク質の構造

$R_1, R_2, \cdots, R_n$ はアミノ酸の側鎖を表す。

1-3a)。$-C(=O)-NH-$を**ペプチド結合**と呼ぶ。図1-3bに示すように、C–N結合に対してOとHが反対側にある場合を、特に**トランス-ペプチド**と言う。これに対して、これらの2つの原子が同じ側にある場合を、**シス-ペプチド**と言う。トランス-ペプチド結合の方が安定なので、大多数のペプチド結合はトランス-ペプチド結合をとっている。プロリンは、例外的に、シス-ペプチド結合もトランス-ペプチド結合もとることができる。

図1-3aからわかるように、アミノ酸が縮合してできる鎖には方向性がある。通常アミノ基側を**N末端**、カルボキシ基側を**C末端**と呼び、N末端側からアミノ酸の番号を振る。そして、**N末端からC末端に向かう矢印**で鎖の方向性を示す。この図でRに付いた添え字は、このアミノ酸の

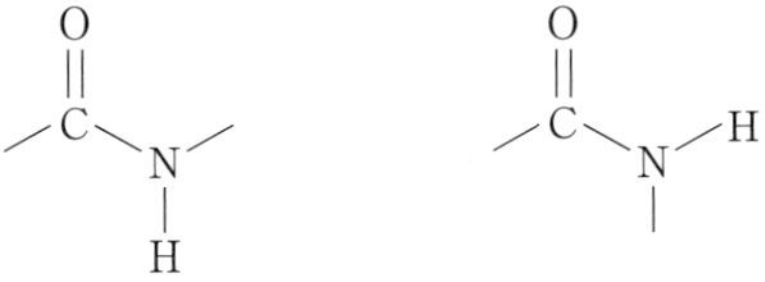

第1章 体の中で働く分子

|トランス　　　　　シス|

図1-3b　トランス-ペプチドとシス-ペプチドの化学構造

番号を示す。

例えば、N末端から54番目の残基の側鎖はR_{54}と示し、それがヒスチジンの場合にはHis54または1文字表記でH54のように示す。N末端から102番目にあるアスパラギン酸はAsp102またはD102、195番目にあるセリン残基はSer195またはS195のように示す。

■タンパク質の二次構造

タンパク質の鎖は乾燥した「そうめん」のようではなく、実は複雑な立体構造をとる。これまでに、多くのタンパク質の立体構造が精密に決定され、一見すると複雑かつ無秩序のように見えるタンパク質の立体構造に、規則性のあることが明らかになっている。

「レゴ」という、プラスチック製のブロックを組み合わせて立体を作って遊ぶおもちゃがある。タンパク質は、「基本的に4種類のブロックからなる『レゴ』である」と言ってよい。主に4つのブロックをぱちぱちつなげていけば、タンパク質ができ上がる。使うブロックの種類と数を変えることで、バラエティーに富んだタンパク質の立体構造が

構築できる。

　この4つのブロックとは、αヘリックス、βストランド、ターンそしてループである。

　αヘリックスは図1-4a、bのように、アミノ酸が「らせん状」につながった構造である。このらせんは右巻きである。

　βストランドは図1-5a、bに示すように真っ直ぐ伸びた構造であり、それが複数集まると、**βシート**を形成する。集合したβストランドの方向が互いに同じものを**平行βシート**、反対のものを**反平行βシート**と呼ぶ。この図では、反平行βシートを示してある。シートとは呼ぶが、通常は襞（ひだ）が寄ったように波打っている。

　2つのブロックを特定の角度でつなげるジョイントが、**ターン**構造である。図1-6a、bにあるように、かなり急激に曲げることができる。

　ターンより柔軟性のあるつなぎを、**ループ**と言う。これはある程度自在性のある部品である。ここでループのことを「つなぎ」と言ったが、ループにはいくつかの典型的な形があり、そうしたループは独立したブロックとして考えることもできる。しかし、本書では先の3つのブロック以外は、すべて「ループのブロック」と言うことにする。

　このように、タンパク質は局所的に特徴的な立体構造をとる。タンパク質中のアミノ酸配列の仕方を**一次構造**と言うのに対して、局所的な特徴的立体構造（ブロック）のことを、**二次構造**と言う。

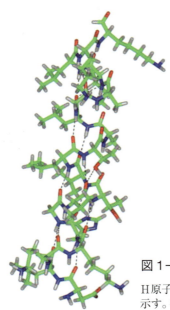

図1-4a　αヘリックス

H原子を含むすべての原子を示す。破線は水素結合を表す。

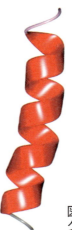

図1-4b　αヘリックスの模式図

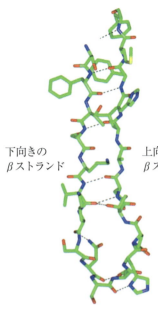

下向きの
βストランド

上向きの
βストランド

図1-5a 2本のβストランドが反平行に並んでできた反平行βシート

H原子以外のすべての原子を示す。破線は水素結合を表す。

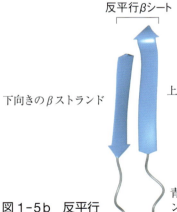

反平行βシート

下向きのβストランド

上向きのβストランド

図1-5b 反平行βシートの模式図

青い板状矢印がβストランドを表す。矢印の先端がC末端方向を示す。

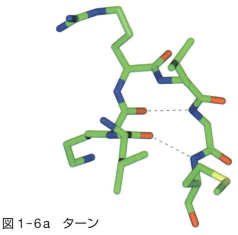

図1-6a　ターン

H原子以外のすべての原子を示す。破線は水素結合を表す。

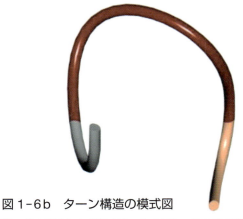

図1-6b　ターン構造の模式図

濃い赤の湾曲した部分がターンを示し、その他の部分はループ構造を表す。

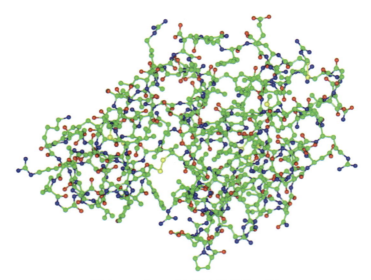

図1-7　タンパク質立体構造の例

H原子以外のすべての原子を小さい球で示す。黄色い球はS原子を表す。

■二次構造を強調した表現方法

　二次構造がいくつか集まって、タンパク質が作られる。図1-7には例として、現実のタンパク質の立体構造を示す。この図は、水素原子を除くすべての原子を表現している。

　しかし、この図を見ても、どの部分がどのような二次構造をとっているのかがわからないので、二次構造部分を強調して表現した様子を図1-8に示す。

　多くのタンパク質の立体構造は非常に複雑なので、図

第 1 章　体の中で働く分子

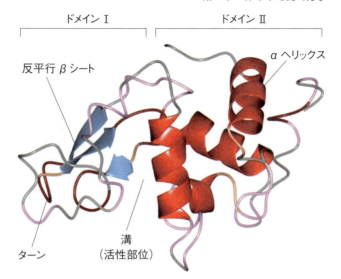

図 1-8　図 1-7と同じタンパク質の構造を模式的に示した二次構造で表現する

1-7の方法で表現するとわかり難い場合が多い。そこで図1-8のような、どちらかと言えば模式的な図がよく使われる。本書では、タンパク質の立体構造の全体的な特徴をつかみやすい図1-8のような表現法を使って、大部分のタンパク質の立体構造を描いてある。

■分子全体の姿を表す溶媒露出表面

　1つの分子が別の分子に働きかける場合、分子同士が接触することが必要である。十分に接触するためには、それらの分子の表面の形が重要になる。そこで、分子の表面を

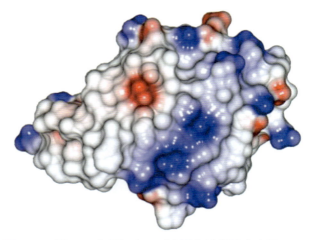

図1-9 図1-7と同じタンパク質を溶媒露出表面で示す
白は疎水性、赤は酸性（マイナスの電荷を帯びた）、青は塩基性（プラスの電荷を帯びた）表面を表す。

表現する工夫がいろいろと考えられている。そうした方法の1つで分子表面を表示したのが、図1-9である。

この図は、「この分子を水の中に漬けたら、どの場所が水に濡れるか」を計算し、濡れる部分を分子の表面として描いたものである。周りの水（溶媒）に濡れる（露出する）表面ということで、この表面を**溶媒露出表面**と呼ぶ。

この方法では分子の中の様子は見えなくなってしまうが、このように表現すると、分子全体の形が理解しやすくなる。この分子を電子顕微鏡で見れば、その外形は図1-9のように見えるだろう（もちろん白黒ではあるが）。この分子と相互作用する分子は、まずこの表面でこの分子と接

触し、認識すると考えてよい。

■タンパク質の構造単位——ドメイン

　大きなタンパク質になると、1つのタンパク質の中に複数の働きをもつ場所が存在する。もし可能なら、連続する2つの働き（反応）は、1つのタンパク質の中で行う方が能率的である。東京で部品を作り、大阪で組み立てるのは能率が悪い。そのため、1つのタンパク質がいくつかの塊に分かれ、それらが働きを分担していることがある。この塊のことを**ドメイン**と言う。ドメインとは、タンパク質分子内の立体的な構造単位であると同時に、機能の単位でもある。ドメインは通常複数の二次構造が集合して作られる。

　同じような働きを示すドメインの二次構造の集合の仕方は非常に似ており、立体構造もたいていは類似していることが知られている。生物の体の中では、部品（分子）の標準化、そしてそれを加工する工場の機械（タンパク質）の標準化が図られている。

　生物は、長い時間を使い多くの犠牲を払って、手狭な組織の中で最大限に効率的な標準化を上手に行う術を獲得したと考えられる（もしかすると、まだ最適ではないかもしれないが）。限られた資源しかない地球の上で、資源がないなら宇宙に可能性を見出すという発想ではなく（無論その発想も前向きでよいが）、限られた地球の資源でどこまで共存できるか、そのためにはどのような体制が必要かを考える上で、生物が開発してきたノウハウは実に貴重な前

例ではないだろうか。

さて図1-8のタンパク質は、大きく分けて2つのドメインで構成されている。ドメインⅠは反平行βシートとターンからなり、ドメインⅡは主にαヘリックスからなっている。

このタンパク質の場合、各ドメインは別の働きをしているのではなく、各ドメインの間にできた空間（溝）が重要になる。**この溝を取り囲むように反応性のアミノ酸が並び**、この溝の中に捕らえた別の分子にいろいろと化学的な加工をする。そうした意味から、この溝の部分を**活性部位**と呼ぶ。ドメインは活性部位を形作る上でも、非常に重要な役割を果たしている。

■アロステリック効果

単一の機能をもったタンパク質が2つ以上集まると、その機能が飛躍的に向上する。この効果を**アロステリック効果**と言う。そのような効果を示すタンパク質をアロステリック・タンパク質と言い、集合した1つずつのタンパク質を**サブユニット**と言う。

複数のサブユニットが集合して、素晴らしいアロステリック効果を出しているタンパク質の代表がヘモグロビンであり、これについては第6章で詳しく述べる。さらに第3章で述べるプロテアソームは、数十のサブユニットが有機的に集合して超分子を形成し、さながら分子工場を形成している。

ゆでた卵からは、絶対にひよこはかえらない。これは熱によってタンパク質の立体構造が滅茶苦茶になってしまったからである。立体構造は熱だけでなく、酸や種々の化学薬品によっても破壊される。

タンパク質に限らず、私たちの体の中で働いている分子は、正しい立体構造をとらない限り、正しい働きをすることはできない。したがって、私たちがその働きを理解するためには、分子の正常な立体構造を知らなくてはならない。

1-4 分子の形と働きの関係
■酵素の働き

最近では、スーパー・マーケットの果物売り場にも、生のパパイアが置いてある。パパイアはもともと熱帯アメリカが原産であるが、栽培がやさしいので、現在では世界の熱帯や亜熱帯のあちこちで栽培されている果物である。近ごろでは、日本でも温室で栽培されている。種が多くて、多少損した気分になるが、その淡く香る甘く滑らかな果実は、一度食べたら忘れられない。

このパパイアの葉や果実を傷つけると、乳汁が出てくる。肉をこの乳汁に漬け込むと、柔らかくなる。乳汁を使わなくても、生の果肉に肉を挟んでおくだけでも、肉は柔らかくなる。同じことは、パイナップルの果肉でも行える。ただし缶詰のパイナップルでは、柔らかくならない。

生のパパイアやパイナップルには、**酵素**という分子が含まれていて、この分子の作用で肉が柔らかくなるのであ

る。パパイアに含まれる酵素はパパイン、パイナップルに含まれる酵素はブロメラインと呼ばれる。**酵素はタンパク質からできている。**

■基質特異性

　肉を柔らかくするとは、すなわち肉の繊維を切ることを意味する。パパインやブロメラインは、肉の繊維を切ることはできるが、植物の繊維質などは切ることができない。このように、「酵素は特定の物質だけに働く」ように作られている。酵素が働く相手の物質を**基質**と呼び、特定の基質だけに働くこの性質を酵素の**基質特異性**と言う。パパインやブロメラインの基質は肉であり、植物繊維ではない。では、どうして肉にしか働かないのだろうか？

　酵素はタンパク質からできており、既に述べたように、タンパク質は非常にはっきりした立体構造をとる。酵素の立体構造を模式的に示すと、図1-10のようになる。酵素の表面にはくぼみ（**活性部位**）があり、このくぼみのところで肉の繊維を食いちぎるのである。

　いま肉の繊維を●で、植物の繊維を■で表すと、このくぼみに●は入れるが、■は入れないことがわかる。つまり酵素表面のくぼみの形に合う分子は基質になれるが、形の合わないものは基質にならない。すなわち酵素は相手の分子の形（立体構造）を見て、基質かどうかを判断している。

　また酵素はタンパク質であるので、熱をかけるとその立体構造は大きく変わってしまい、変形した構造ではもはや

第1章 体の中で働く分子

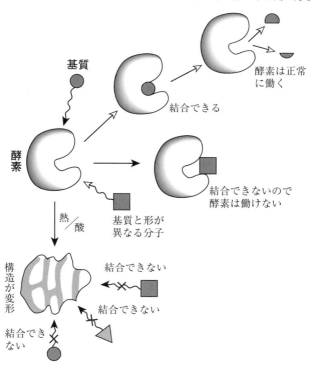

図1-10 タンパク質の働きにとって、その立体構造は非常に重要だ（模式図）

何の役にも立たなくなる。缶詰のパイナップルが効かないのは、そうした理由による。

以上のように、分子の形と働きの間には、切っても切れない関係がある。他の分子に働きかけて何らかの作用をするタンパク質の表面には、たいていくぼみや溝があり、働

く相手の分子を引き込み、しっかりと捕まえやすい形をしている。すなわち、分子はちゃんとした意味があって、各々の形をとっているのである。私たちの体の中で能率第一で働く分子たちは、伊達や酔狂で複雑な立体構造をしているのではない。

1-5 立体構造を知る手段

　分子は小さい。いくらタンパク質が巨大分子であっても、それを光学顕微鏡で見るわけにはいかない。図1-8に示した分子の大きさは、約45×30×30 Åである。1 Å（オングストローム）は1 cmの1億分の1である。

■タンパク質が結晶になる場合

　X線は何でもかでも通ってしまうし、分子を見るのに、ちょうどよい性質をもっている。そこで、タンパク質の立体構造を求める（見る）ためには、もっぱらX線が使われている。

　中性子線も使えるが、実験設備のそばに原子炉を置かなくてはならず、経費上の問題だけではなく、安全上の問題も大きいので、極めて限定的にしか使われていない。その点X線は、電球のようなX線管に電気を通せば発生させることができるので、手軽にどこでも使うことができる。

　ところで、電車の中で他人の読んでいる新聞を読むのは、けっこう疲れるものである。特にせわしなく新聞を揺する人がいて、落ち着いて読ませてくれない。私たちが文字を読む時、文字も私たちも静止している方が読みやす

第1章　体の中で働く分子

い。分子を見る際にも、同様のことが言える。単独の分子は、通常せわしなく動いているので、何とか固定しないと正確に見ることができない。

しかし、分子は非常に小さいものであるから、その分子をつまんで固定するというわけにもいかない。いちばん良い方法は、その分子を結晶にすることである。結晶とは分子が縦、横、そして高さ方向に規則的に配列したものである。言ってみれば、三次元の「金太郎飴」のようなもので、どこを切っても金太郎の顔（分子）が同じように見える。

結晶にすると、もう1つ良いことがある。金太郎はりりしい顔をしているはずだが、中には不出来な金太郎もいて、歪んだ顔をしていたりする。仮に1万人のりりしい顔をした金太郎の中に、1人だけ泣いた顔の金太郎がいても、「金太郎はたいていりりしい顔をしているものだ」と私たちは結論できる。ところが半分が泣いていたら、いったい金太郎の顔はどうなのかについて、結論は出せない。

分子は非常に小さいから、目に見える結晶の中にも無限と言ってよいほど分子が含まれている。しかも、その中で分子はほとんど全て同じ構造をとっている（もしそうでないなら、結晶の定義から外れてしまう）。したがって、仮に1人や2人の歪んだ金太郎がいても、正確に金太郎の姿を知ることができる。

回りくどい言い方をしたが、結晶を使うことで、私たちは分子の立体構造を正確に知ることができる。したがって、結晶状態の分子にX線を当てて、分子の構造を求め

るX線結晶解析という方法が、分子の立体構造を求める上で最もよく使われている。この本の中で示されるほとんどの分子の立体構造は、**X線結晶解析**で求められたものである。

■タンパク質が結晶にならない場合

しかし、どうしても結晶にならない分子も、ないわけではない。これらの分子の立体構造を求めるためには、現在では2つの実験法が使われている。1つは核磁気共鳴スペクトル（略してNMR）という、厳めしい名前の付いた方法である。この方法は溶液中の分子の構造を求めることができる。

NMRは、分子を作る各原子が特定の周波数の電磁波を吸収することを利用して、分子の構造を求める方法である。分子内の立体的かつ化学環境の差によって、原子が吸収する電磁波が異なる。そこで吸収される電磁波を手がかりにして、分子の立体構造を求めることができる。微妙な構造の差を見るためには、非常に強力な磁石が必要であるが、近年磁石の性能が向上するに従い、X線結晶解析に匹敵する精度で構造解析が行えるようになってきている。

もう1つは、電子顕微鏡を用いる方法である。非結晶質の氷の中にタンパク質を閉じ込めると、タンパク質はあまり動かなくなるので、電子顕微鏡で1つ1つのタンパク質を観測することができる。しかし結晶ではないので、タンパク質の向きは様々である。金太郎飴の例えでいくと、いろいろな角度から見た金太郎が見えることになる。しか

し、様々な角度から見た画像がたくさんあれば、それらに基づき最も妥当な三次元の金太郎像を、コンピュータで構成することができる。

この方法が、2010年頃から急速に使われるようになってきている「クライオ電子顕微鏡（cryo-EM）」という方法である。クライオとは低温を意味する。残念ながら、まだ原子1つ1つを識別することはできない（識別できる最短距離は2.5Å以上）。しかし、結晶化が困難な巨大分子や分子集合体の立体像を明らかにすることができ、今後の発展も期待されている。本書の図4-26（143ページ）の構造は、この手法によって得られた。

■コンピュータを用いたシミュレーション

コンピュータ科学と分子科学の進歩によって実用化されたのが、コンピュータで理論的に立体構造を求める方法である。タンパク質を形作る原子間に働く種々の力の性質は、物理や化学の基礎的な研究から、かなり詳しくわかってきている。そこで、原子間に働く力を計算し、その分子が存在しうる最も妥当な立体構造を、コンピュータで計算することができる。

しかし、タンパク質のような大きな分子についてこのような計算を行おうとすると、膨大な計算が必要になり、一昔前であれば冗談かSFの話であった。

近年コンピュータが劇的な進歩を遂げ、このような大規模計算も楽々とこなせるようになったことで、この方法も実用的になってきている。現在では、まだいくつかの問題

もあるが、実験手段に十分匹敵する方法になっている。特に、実験的に求めることが難しい構造を知る上では、貴重な手段である。

■タンパク質の立体構造解析とノーベル賞

　生命現象を精密に理解する上で、タンパク質の立体構造の解明は非常に重要である。タンパク質の立体構造情報なしには、生命科学の進歩はない、と言っても極論ではない。したがって、「タンパク質の立体構造を解明する手段の研究」は極めて重要である。

　このことを裏付けるように、タンパク質のX線解析法の研究で1962年にマックス・ペルツとジョン・ケンドルー、2002年にNMRによるタンパク質構造解析法の研究でクルト・ヴュートリッヒ、2013年にはコンピュータを用いたタンパク質構造予測法の研究でマーティン・カープラス、マイケル・レヴィット、アリー・ウォーシェルの3人、さらに2017年にクライオ電子顕微鏡によるタンパク質構造解析法の研究でジャック・ドゥボシュ、ヨアヒム・フランク、リチャード・ヘンダーソンの3人がそれぞれノーベル化学賞を受賞している。

第2章
遺伝や情報を制御する分子

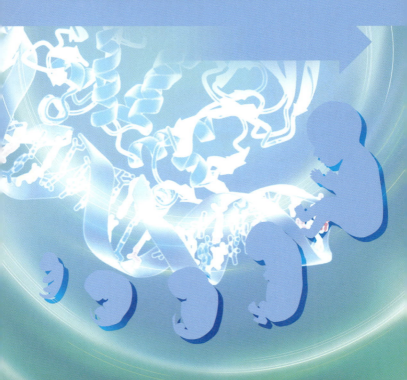

私たちの体の中では、細胞が次々に死んでは、次々に生まれてくる。その際、死んでいく細胞がもっている情報が、次の細胞にきちんと正確に伝わらないと、大きな障害が出てしまい、場合によっては生命活動が維持できなくなってしまう。

　会社などの人の組織で考えると、人事異動の際に引き継ぎ事項が正確に伝わらず、組織が麻痺してしまうことに相当する。それが原因で倒産などという事態に陥ることは普通はないかも知れないが、起こらないとも限らない。人体の場合、倒産は死を意味する。

　この章では、私たちの生命活動を維持し、さらに発展していくために、私たちの体の中で情報がどのように伝達されていくのか、その仕組みを見てみることにする。

2-1　情報を貯える場所DNA
■4文字で書かれた生命情報

　私たち生物の体で、情報を貯えておく場所がDNAである。DNAには、その生物が生きていく上で、必要な情報のほとんどが貯えられていると言ってよい。1990年に出版され、1993年に映画化された『ジュラシック・パーク』では、恐竜の断片DNAからすべてのDNAを作り、さらにそれを用いて恐竜まで作ってしまう。完全なDNAがありさえすれば、それはもう架空の世界の出来事ではない。

　宇宙人が地球に来て猛烈な勢いで本を読むという場面を、いくつかのSF映画で見たことがある。宇宙人が地球

第2章　遺伝や情報を制御する分子

人の考え方や感じ方を短期間で知ろうとする場合、彼らに何を読めと言えばよいだろうか。多分、百科事典だろう。百科事典には、膨大な字数で記述された人類の知識が集約されている。本来、百科事典とはそう書かれていなければならない。

　私たちの体の複雑な働きをすべて記述するためには、膨大な書類が必要である。百科事典は、英語であれば26文字と数字などの数十の記号で、日本語であれば数千の文字で記述されているが、DNAはわずか4文字で記述されている。

　その4文字とは**グアニン**（G）、**シトシン**（C）、**アデニン**（A）そして**チミン**（T）という分子文字である。この小さな分子文字で、DNAにはびっしりと情報が記述されている。私たちの細胞には46個のDNAがあり、おのおの数cmの長さがある。短いように見えるが、分子文字はせいぜい10Åであるから、いかにたくさんの文字が刻まれているかわかるだろう。だいたい60億の分子文字で記述されている勘定になる。

　少し余裕をもって1文字を1バイトとすると、60億文字は60億バイトであるので、700MBのCD-ROM 9枚弱の情報量ということになる。かなりの情報量であることは確かであるが、高々10枚足らずのCD-ROMに、私たちを形作り、支配するすべての情報が入っていることになる。おそらく、非常に効率的に情報が記述されているのだろう。

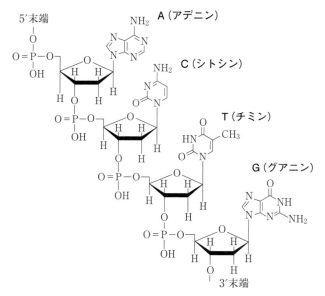

図2-1　DNAの化学構造式

■B-DNA

DNAはおおよそ図2-1のような化学構造をとっている。**リン酸**と**糖**のところはみな共通であり、**核酸塩基**と呼ばれるところ（上のG、C、A、T）だけが異なる。リン酸と糖のところを**骨格構造**（バックボーン）と呼ぶ。ちょうどこの部分は、百科事典の紙のようなものである。そこに4文字で情報が書き込まれている。

DNAは百科事典と異なり、立体的な構造をとっている。後で述べるように、この立体構造が、この文字を読む上で重要な役割を果たす。

第2章　遺伝や情報を制御する分子

　1953年、科学雑誌「ネイチャー」に2ページの論文が掲載された。半世紀以上前のことである。その論文は、DNAは二重らせんの構造をとっているという仮説を提唱した。遺伝子を巡ってそれまで混沌としていたいくつかの事実を、この仮説は見事に関係づけた。また非常に単純で、生物学的な意味が明快であることから、この仮説はすぐさま受け入れられた。ワトソンとクリックはこの業績で、後にノーベル賞を受賞した。たった2ページでのノーベル賞である。

　しかし、この発見を巡っては複雑な人間関係があり、発見の経緯を自伝的に書き下ろしたワトソンの本の内容が原因で、クリックとワトソンは長い間絶交状態が続いたという。また、この発見に重要な貢献をしたにもかかわらず、発見の表舞台から外されたフランクリンの役割を改めて評価した本も出版され、この発見を巡る人間模様が、発見された二重らせんよりもはるかに複雑で解釈が難しいことを、私たちは知ることになった。どんなに複雑そうに見えても、自然界の方が人間界よりずっと単純で美しいのは、喜ばしいことなのか、それとも嘆かわしいことなのか。

　ワトソンとクリックが提唱したDNAの立体構造は、生物学の分野ではすぐさま受け入れられたが、立体構造研究を専門に行っている懐疑的な研究者は、その後25年ほどは疑いの目で見ていた。その後ディッカーソンらが、化学的に合成した12個の文字からなる短いDNAのX線解析によって、本質的にワトソン‐クリックの仮説が正しいことを証明し、やっと疑いが晴れた。

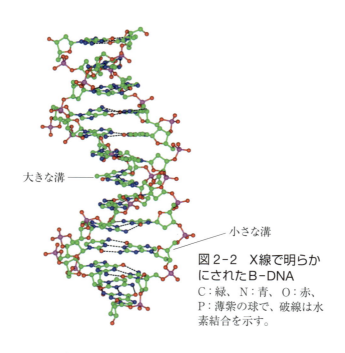

大きな溝

小さな溝

図 2-2　X線で明らかにされたB-DNA
C：緑、N：青、O：赤、P：薄紫の球で、破線は水素結合を示す。

　その立体構造を図2-2に示す。ワトソン-クリックのモデルよりは少しぎくしゃくしているが、基本的なことはまったく同じである。DNAの中で、グアニンとシトシン、そしてアデニンとチミンはお互い対をなし、ほぼ平行に積み重なっている。隣り合う核酸塩基が平行に、かつ少しずれて積み重なることで、DNA全体は二重のらせん構造をとることになる。直径は約20 Åである。

　核酸塩基の文字で書かれた情報は、リン酸と糖からなるバックボーンの外枠で守られている。よく見ると、DNAの表面には大きく分けて2種類の溝のあることがわかる。

1つは大きな溝で、もう1つは小さな溝である。これらの溝は、後で述べるように、DNAに書かれた情報を読みとるタンパク質が、読みとる時の「手がかり」として活用する。

DNAの立体構造は単純そうに見えるが、それを活用するための仕掛けがきちんとできている。図2-2に示す12組の核酸塩基からなるDNAのように、本質的にワトソン-クリック型の立体構造をもつDNAは、**B-DNA（B型DNA）**と呼ばれている。私たちの体の中で、実際にDNAが働いている場合には、ほとんどこのB型の立体構造をとっていると考えられている。

■左巻きのDNA

B型のDNA以外にも、湿度を変えることで、少しずつ立体構造が違うDNAがいくつか知られていたが、いずれも右巻きであった。ところが1984年にリッチらは、左巻きのDNAも存在できることを発表した。ねじ花でも右巻きと左巻きがあるが、巻き方によって花の色が変わるわけではない。

CとGが交互に並んだDNA断片は左巻きをとることが、X線解析で明らかにされた。図2-3に示すように、このZ-DNA（Z型DNA）は左巻きであるだけでなく、リン酸と糖の作るバックボーンが、B型よりぎざぎざになっている。Zの名前はこのジグザク（zigzag）に由来している。

このZ-DNAを巡って、世界中に大きな論争が起こっ

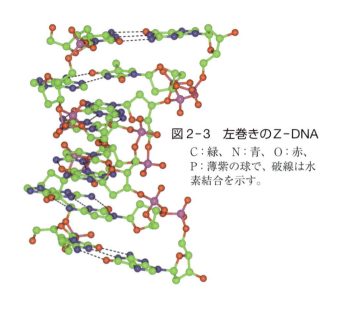

図2-3 左巻きのZ-DNA
C：緑、N：青、O：赤、P：薄紫の球で、破線は水素結合を示す。

た。私はこの論文が発表された当時、協和醗酵工業㈱（現協和発酵キリン㈱）の東京研究所で抗ガン剤の開発研究の一端を担っていた。印刷物の校正のために刷った物をゲラ刷りと言う。この論文のゲラ刷りが、東大の医科学研究所の先生から私たちの研究グループのもとにファックスされてきた。その先生からのお尋ねは、DNAは本当に左巻きをとれるのかということと、その生物学的な意義についてであった。X線解析による研究を担当していた私は、その論文を読み、グループの中で夜遅くまで議論した。私たちの興味は、先生からの質問より、Z-DNAが抗ガン剤の標的になるかどうかということだった。

論文の発表の半年ほど後、私はリッチ教授に直接お会いする機会を得たが、話題は構造解析の技術的なことばかりであった。当時、私はマイトマイシンという抗ガン剤がどのようにDNAを攻撃するのかをX線解析で解明したくて、DNA断片とマイトマイシンの複合体の結晶解析に取り組んでいた。しかし、どうしても実験に使える結晶が作れなかったからである。時効になったので明らかにするが、その時マイトマイシンとDNAとの複合体の研究をMIT（マサチューセッツ工科大学）でやらないかと、リッチ教授に勧められた。この複合体の結晶は、現在でも得られていない。

　残念ながら、Z-DNAの生物学的な意義については、現在でもまだ明らかになっていない。遺伝子発現のスイッチとして、B型からZ型への変換が重要であろうとも考えられているが、具体的な実験事実が確認されていない。Z-DNAは特殊な条件下における人工的な産物（それをアーティファクトと言う）で、生物の中には存在しないという意見もあったが、大腸菌にはZ-DNAが存在することが確認されている。

2-2　情報の複製
■DNAトポイソメラーゼ
　DNAに記述された情報は、細胞分裂の際に、次の世代の細胞に受け継がれなくてはならない。DNAの情報は核酸塩基の文字で記述されているが、それらはらせんの内側にあり、外側には露出していない。したがって内側の情報

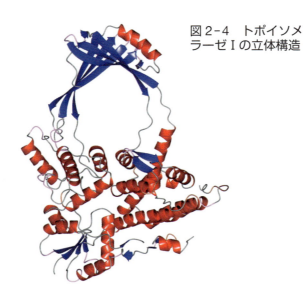

図2-4　トポイソメラーゼIの立体構造

を読むためには、二重らせんを解かなくてはならない。この役目をしているのが、**DNAトポイソメラーゼ**という酵素である。

バクテリア由来のトポイソメラーゼ（トポイソメラーゼI）の立体構造を、図2-4に示す。トポイソメラーゼの下の部分はαヘリックスに富み、上の部分は主にβシートからなっている。真ん中に大きな空洞が開いている。その直径は平均で27.5Åあり、二重らせんを通すことができる。

トポイソメラーゼは、図2-5のように、まずDNAの片方の鎖を切る。そうすると、らせんのねじれの「より」が戻る。次に、切ったところでその鎖を再びつないでやる。この一連の操作で、DNAの二重らせんの巻きは緩めら

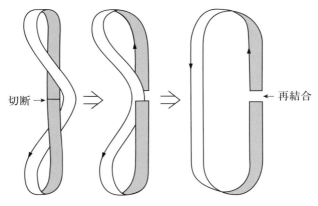

図2-5　トポイソメラーゼはDNAを緩め解く

れ、らせんが解けていく。

　トポイソメラーゼにはここで紹介した酵素以外にも数種類あり、DNAのらせんを解いたり、もつれた鎖を解いたりする役目を果たしている。トポイソメラーゼのトポとは、もともとは「場所」を表すギリシャ語のtoposに由来しており、ここでは「立体的に込み入った構造」を意味している。

■DNAポリメラーゼ

　DNAに書かれた情報を複製するためには、二重らせんを解き、それらをある程度の距離まで離し、そして片方の鎖にある情報を複製する。この時、GはC、AはTとしか対を作らないので、相補的な（互いに相手の逆であるような）DNA鎖が複製される。その複製を担当するのが、

DNAポリメラーゼという酵素である。

　この酵素は、放射性同位元素で目印を付けたチミンが大腸菌の抽出液に取り込まれることから、コーンバーグによって1956年に発見された。この酵素は、その役目から考えてもわかるが、厳密な働きが要求される。なぜなら1字でも間違えば、それは突然変異を意味するので、場合によっては生物に致命的な結果を引き起こす。文章の中で「てにをは」を間違えれば、とんでもない結果を招くことといっしょである。したがって、DNAポリメラーゼは間違いを最小限にするための仕組みをもっている。

　第一は、Gに対するC、Aに対するTの選択性である。この化学認識の精度は高く、間違いが起こる頻度は10万分の1になる。第二は、誤った核酸塩基が取り込まれると、その部分を消化して、訂正する働きである。この働きで間違いを犯す頻度は、さらに100分の1に減る。その上で念には念を入れて、DNAポリメラーゼの仕事をチェックする酵素（修復酵素）が、でき上がったDNAの鎖をチェックする。最終的に、複製の過程で起こる転記ミスは10億分の1程度になり、細胞分裂ごとの誤りは平均して5個程度になる。例えば全巻7000万文字で書かれた百科事典を転記しても、まず1字の転記ミスも出ないという、驚異的に低い事故率である。

　大腸菌由来のDNAポリメラーゼは、分子量7万5000の大きなドメインと、分子量3万6000の小さなドメインからなっている。DNAを複製する働きは、大きなドメイン（これをクレノウ・フラグメントと言うことが多い）にあ

第2章 遺伝や情報を制御する分子

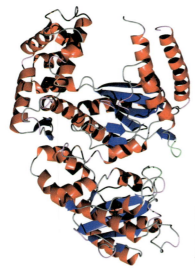

図2-6 大腸菌DNAポリメラーゼのクレノウ・フラグメントの立体構造

る。

　図2-6にこのクレノウ・フラグメントの立体構造を示す。この部分はさらに上の大きなドメインと下の小さなドメインからなる。大きなドメインは右手のような形をしており、右上にあるαヘリックスが親指、その下にあるβシートの部分が手のひら、そして左にあるαヘリックスが他の指ということになる。この右手はDNA分子をつかむのに便利な形と、大きさをもっている。

　DNAポリメラーゼは、生命科学や生命工学の研究・開発にとっても必須の酵素である。この酵素を使えば、試験管の中でDNAを人工的に複製できるからである。この酵素を活用して、微量のDNAを大量に複製する方法はPCR

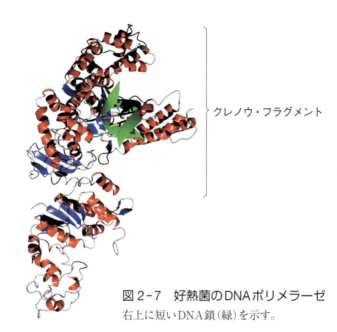

図2-7　好熱菌のDNAポリメラーゼ
右上に短いDNA鎖（緑）を示す。

法（ポリメラーゼ連鎖反応法）と言われ、生物科学関連分野だけではなく、犯罪の捜査や血縁関係の同定など、幅広い分野で活用されている。

　多くのポリメラーゼは、上記のものより分子量が大きいが、基本的な立体構造は非常によく似ている。図2-7には、温泉に分布する好熱菌の一種から抽出したDNAポリメラーゼの立体構造を示す。このタンパク質は遺伝子工学を用いて大腸菌で発現させた。この図では、ポリメラーゼ全体と、それに結合したDNAも示してある。クレノウ・フラグメントを図の上部に示す。そこには、これから複製

されようとしているDNA断片が結合している。

2-3　DNA情報からタンパク質へ

　後でいろいろと具体的に見ていくことになるが、私たちの体の中で最もダイナミックに活動している分子はタンパク質である。私たちのDNAには、おおよそ3万5000種類のタンパク質を作るための情報が入っていると言われている。これらのタンパク質は、DNA中の情報に従って作られる。DNAの複製を作る場合と同じように、DNAの情報を読まなくては、その情報が伝えられない。タンパク質を作るための情報の伝達には、生物は**RNA**という文字を使う。

■RNA

　図2-8に**RNA**の化学構造式を示す。RNAとDNAはほとんど変わらない。糖の一部と、文字としての核酸塩基の1字が違うだけである。DNAでのチミンが、RNAではウラシル（U）に変わっている。

　まず、DNAの情報がRNAに写し取られる。DNAをマスターデータとすると、RNAはそのコピーということになる。RNAは言わば「仕様書」のようなものである。**RNAポリメラーゼ**はDNAの二重らせんを解き、その情報に基づき、RNA鎖を合成する。この過程を**転写**と言う。合成された**メッセンジャーRNA**は、文字どおりDNAの情報を伝達する役目をもっている。

　RNAポリメラーゼの読み取り精度は、間違いが1万文

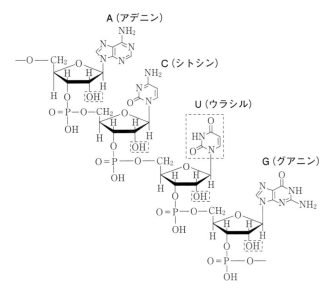

図2-8　RNAの化学構造式
⬚がDNAと違うところ

字あたり1個程度である。DNAポリメラーゼに比べるとずいぶんといい加減であるが、RNAはタンパク質が必要となる時に随時DNAからコピーされる仕様書であるので、誤りがあっても実害が少ない。もし、できたタンパク質がへんてこなものであり、用をなさない場合には、DNAはもう一度RNAを発注するわけである。何でもかでも最高の精度でやるのではなく、臨機応変、手抜きのできるところはちゃんと手を抜いている。本当に感心してしまうやり方である。RNAは1回限りの仕様書であるので、

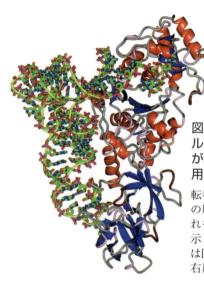

図2-10 アミノアシル転移RNA合成酵素が転移RNAと相互作用する様子

転移RNAのH原子以外の原子を棒で、骨格の流れを黄色いチューブで表示した。転移RNAの向きは図2-9の向きとほぼ左右反対である。

■アミノアシル転移RNA合成酵素

　転移RNAの先端にアミノ酸を結合させるのが、**アミノアシル転移RNA合成酵素**である。この酵素が転移RNAにアミノ酸を付けている様子を、図2-10に示す。この図では、グルタミン転移RNAに、大腸菌のアミノアシル転移RNA合成酵素が結合している。

　ほぼ右半分が酵素で、左半分が転移RNAである。転移RNAの骨格の流れを黄色のチューブで示した。酵素がアンチコドン部分をしっかりと認識している様子がわかる。

　この酵素はざっと大きく分けると、2つのドメインからなる。アンチコドン部分を認識する下側のドメインは主にβストランドからなり、アミノ酸を結合する上側のドメイ

第2章　遺伝や情報を制御する分子

い。筆者はそういう事例を見るにつけ、人間の進歩はけっこう歩調をそろえているものだ、という気がしてならない。

　基礎研究の分野では、残念だが、日本はまだ欧米に比べ遅れている。しかし欧米との差は、決めた研究テーマをどこまで突き詰めていけるかという、言わば研究風土の差でしかないのではないかと筆者は考える。1970年代であれば、転移RNAのX線解析には、少なくとも5年はかかると考える必要があっただろう。しかし、例えば日本で5年間まったく論文なしでは、まず研究費が続かなくなるだろうし、周囲の目もそれほど優しいものばかりでもない。欧米の研究者を見ていると、とことん専門馬鹿になって研究を仕上げるタイプが多いように見えるし、周りもそれに比較的寛大である。

　さて、得られた立体構造を見ると、おおよそL字型である。予想通り、大部分のところでらせん構造をとっている。しかし、核酸塩基同士の相互作用の仕方は、B型DNA中のものと大きく異なっている。

　図は逆さにL字を描いているが、その下端でメッセンジャーRNA上の情報（**コドン**）を読む。この部分を**アンチコドン領域**と呼ぶ。左上方の端では、コドンに対応するアミノ酸を結合する。20種のアミノ酸に対して各々別の転移RNAが存在し、リボソーム上で次々にアミノ酸をつなげ、タンパク質を合成していく。この図に示すのは、フェニルアラニンを呼んでくる転移RNAである。

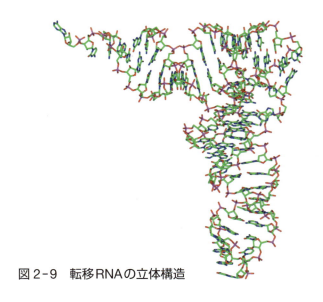

図2-9 転移RNAの立体構造

とも言える。酵母由来の転移RNAの立体構造を図2-9に示す。

　研究の非常に初期の段階から、転移RNAは特定の立体構造をとっていることが推定されていた。しかし正確な立体構造は不明で、長い間クローバー葉形で表現されていた。Z型DNAの構造を明らかにしたアメリカのリッチのグループとイギリスのクルーグのグループが、1974年に、独立に酵母由来の転移RNAのX線解析に成功した。

　不思議なものであるが、このように同時に複数のグループが同じ研究成果を出すことが少なくない。特定の非常に興味深い研究テーマを複数のグループが競っているという事情もあるが、必ずしもホットな分野だけの現象でもな

情報を確保しておく必要がないから、DNAと異なり1本鎖である。

　メッセンジャーRNAの一端にはグアノシンリン酸が後ろ向きに結合し、他端には200余りのアデニル酸が結合して、メッセンジャーRNAであることをアピールしている。この目印がないと、分解酵素によって不用のものと判断され、分解されてしまう。

　RNAポリメラーゼによってできたメッセンジャーRNAの大部分は、特定の構造は作っていない。メッセンジャーRNAはタンパク質を合成する**リボソーム**という細胞内小器官に運ばれ、ここでタンパク質が作られる。

　仕様書に書かれた核酸塩基の文字は、3文字で1つのアミノ酸を意味するようになっている。したがって、3文字ごとに読まれ、それに相当するアミノ酸をリボソームまで運んでくる必要がある。

　タンパク質は20種のアミノ酸からなっているので、4種の文字3個で表すと、20種のアミノ酸は十分に記述することができる。若干余分になる情報コードがあるが、その一部は合成を担当するタンパク質へのメッセージとして使っている。つまり、「ここから合成しなさい」とか、「ここで合成をやめなさい」などの指令である。

■転移RNA

　メッセンジャーRNAの仕様書を読んで、アミノ酸を運んでくる役目をしているのが、**転移RNA**である。転移RNAは、核酸の言語をアミノ酸の言語に翻訳する分子、

ンは、βシートをとり囲むαヘリックスからなっている。この酵素は2つの異なる構造のドメインを上手に使い分け、2つの仕事をこなしている。

細胞の中では、リボソームという小器官でタンパク質合成が行われる。リボソームは、言わば細胞内のタンパク質製造工場である。合成の仕様書であるRNAに書かれた情報に従って、アミノアシル転移RNA合成酵素がアミノ酸をこの工場に運んでくる。工場では、運ばれたアミノ酸の順に次々と結合され、最終的に目的のタンパク質が合成される。

2-4　遺伝子の情報を制御する

DNAには必要な情報がすべて書いてある。しかし、それらの情報がのべつ幕なし実行されたら、私たちの体はパニックに陥ってしまう。タンパク質は、時と場所を選んで合成される必要がある。

一例を上げると、胚の細胞を成長させるなど、特殊な形態形成を行わなくてはならない受精から胎児までの間には、成人が使わないおびただしい種類のタンパク質が作られている。血液を運ぶ役目をするヘモグロビンというタンパク質も、胎児のものと成人のものでは異なる。これは胎児と成人の血液中の酸素分圧が違うためである。このような発生の初期段階で作られるタンパク質が、もし成人になってから作られると、ガンを発生する原因になったりする。

そこで、生体内でのタンパク質の合成は、厳しい管理下

で行われなくてはならない。これらの管理も、タンパク質で行われている。管理は大きく分けて2種類の方法で行われている。1つは、DNAを働かなくする方法で、そのような働きをするタンパク質を**リプレッサー**（抑制体）と呼ぶ。

リプレッサーの働きは単純で、DNAのある領域（**プロモーター領域**）に結合して、RNAポリメラーゼが接近することを妨害する。プロモーター領域とは、転写を開始するために、RNAポリメラーゼが特異的に結合するDNA上の領域である。この領域にRNAポリメラーゼが結合すると、スイッチ・オンで転写が開始される。

もう1つは、このプロモーター領域の隣に結合して、RNAポリメラーゼがプロモーターに結合するのを助けて、DNAの転写速度を高める方法である。このような働きをするタンパク質を、**アクチベーター**（活性化タンパク質）と呼ぶ。

管理の仕組みは単純で、作りたくない時にはリプレッサーでDNAを抑え、作りたい時にはアクチベーターで転写を促進すればよい。

■Croタンパク質

バクテリアを殺して（溶菌して）しまう作用をもつ、バクテリオファージという、生物とも無生物ともつかないウイルスがいる。この溶菌作用と遺伝子の転写制御の関係は、よく研究されている。

バクテリアは身を守るために、溶菌を防ぐタンパク質を

第2章　遺伝や情報を制御する分子

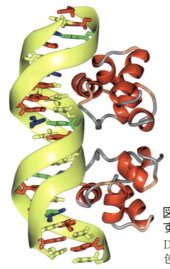

図2-11　DNAを認識するCroタンパク質
DNAのバックボーンは黄色で示す。

合成する。しかしバクテリオファージのCroという名のタンパク質は、その溶菌を防ぐタンパク質の遺伝子を妨害する。そうすると、バクテリアはもはや溶菌を抑えることができなくなるので、死んでしまう。

　バクテリオファージ434由来のCroタンパク質が、どのようにDNAを認識するかを、図2-11に示す。Croタンパク質は主にαヘリックスからなるタンパク質で、DNAの大きな溝に1本のαヘリックスが真横になって入っていることがわかるだろう。遺伝子のこの部分をがっちりとブロックして、働かなくしているのである。この図以降は、アデニン、チミン、シトシンおよびグアニンをそれぞれ赤、黄、青そして緑で示す。

61

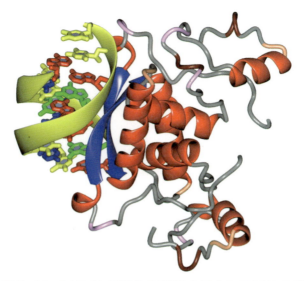

図 2-12　DNA（左側黄色の部分）と結合してDNAの働きを抑えるMetリプレッサー（右側）

■ Metリプレッサー

　バクテリア由来のMetリプレッサーは、アミノ酸の1つであるメチオニン（Met）を合成する酵素のDNA付近にあるAGACGTCTという配列と結合して、Metの合成を抑える。Metが必要になると、このリプレッサーはDNAから離れて、Met合成酵素の合成が開始される。

　このリプレッサーが、前記の配列を含むDNA断片と結合している様子を、図2-12に示す。リプレッサー自身はやはり主にαヘリックスからなるが、DNAと結合している場所はαヘリックスの部分ではなく、反平行のβストラ

ンドの部分（青の部分）である。ほぼ反平行の2本のβストランドが問題の配列をもつDNAの部分（ここも大きな溝になっている）に入り込み、DNAの活動をブロックしている。

■**カタボライト遺伝子活性化タンパク質（CAP）**

　これまで述べてきたタンパク質は、DNAのスイッチをオフにする。次に、スイッチをオンにするタンパク質について見てみよう。スイッチをオンにするタンパク質で最もよく研究されているのが、**カタボライト遺伝子活性化タンパク質**（**CAP**）である。

　グルコース（ブドウ糖）は大腸菌が好む栄養源である。グルコースが十分にあれば、大腸菌はガラクトースやラクトースなど他の糖がたくさんあっても、それには目もくれない。すなわち、そうした糖を代謝するタンパク質をあまり作らない。このような機構を、少し厳めしい名前だが、**異化代謝物抑制**（カタボライト・リプレション）と呼ぶ。これは必要のないタンパク質はむやみに作らないという意味で、重要な機構である。特に自転車操業的にまったく余裕をもたずに生きている大腸菌にとっては、極めて重要である。

　ところで、グルコースがたくさんあると、大腸菌のcAMP（サイクリック〈環状〉AMP）と呼ばれる物質の量が大幅に減ることが知られていた。このcAMPを大腸菌を育てる溶液に加えると、グルコースによる抑制（カタボライト・リプレション）がなくなることがわかった。つ

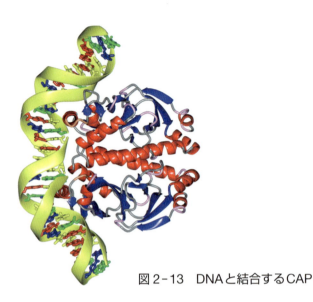

図2-13 DNAと結合するCAP

まり、大腸菌はグルコース以外の糖も食べ始める。

一方、グルコースがなくてもカタボライト・リプレションが効いてしまう変異大腸菌が発見された。正常なものと比較をしたところ、この変異大腸菌はカタボライト遺伝子活性化タンパク質（CAP）をもたないことがわかった。このことから、CAPはcAMPと協力して転写スイッチをオンにする働きがあることがわかる。すなわち、グルコースが欠乏してくると、cAMPが増加してCAPによるスイッチが入り、他の糖も食べられるように大腸菌が体質改善を行うわけである。

1993年はコメが極めて不作で、日本全国がコメを求めて大騒動になった。我が家では、主食をムギとソバに代え

てしのいだ。それでもちっとも嫌な思いをしなかったのは、CAPのようなタンパク質が有効にスイッチを切り替えてくれたからだろうか。

さて、図2-13にX線解析で明らかになったCAPと、それが結合したDNA断片の立体構造を示す。CAPは二量体（同じタンパク質が2つ1組になっているもので、英語ではダイマーと言う）で、αヘリックスとβシートからなるタンパク質であり、DNA（黄色の部分）を認識しているのはαヘリックスである。図からわかるように、DNAの大きな溝をすっぽり覆うように、αヘリックスが入っている。CAPの結合が強いので、DNAの二重らせんは真っ直ぐではなく、結合した部分で大きく湾曲してしまう。

■ TATAボックス結合タンパク質（TBP）

遺伝子を転写してタンパク質を作るには、その部分のDNAを読むために、RNAポリメラーゼがそこに行かなければならない。DNAの転写が始まるところから30塩基ほどさかのぼったところに、非常に特徴的な配列が見出されている。それはTATAA(T)AA(T)という配列である。A(T)はAまたはTを表す。その配列にちなんで、**TATAボックス**と呼ばれている。

このTATAボックスは転写開始の位置を決め、正しい位置からの転写を促すものと考えられており、**TATAボックス結合タンパク質**（TBP）によって識別される。このタンパク質がTATAボックスを認識し、そこが目印になり、そこにRNAポリメラーゼなどが結合して転写が開始

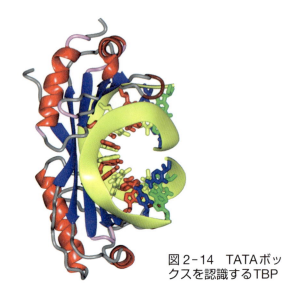

図 2-14 TATAボックスを認識するTBP

する。

　TBPがTATAボックスを認識している様子を、図2-14に示す。このタンパク質はαヘリックスとβシートからなっており、ちょうど馬に付ける鞍のような形になっている。TBPはβシートの部分でDNAを認識している。また、このタンパク質の構造に合わせてDNA（右側）が大きく湾曲していることが、この図から明らかである。さらに、非常に広い面でDNAと接触していることもその特徴で、DNAとタンパク質はかなり強い力で結合している。TATAボックスは極めて重要な目印であるので、その部分をきっちりと認識することが必要なのである。

第2章 遺伝や情報を制御する分子

■p53腫瘍抑制因子

　DNAの情報は私たちの生命活動にとって必須であるので、その内容が変わってはならない。そのため先に見たように、DNAの複製は厳格な管理の下で、信じられない正確さで行われている。しかし、化学物質（発ガン物質など）や電磁波の影響で、DNAの情報に傷ができてしまうことがある。少しくらいの傷であれば、それを修復する係の酵素がいるので、直すことができるが、大きな傷になるとそう簡単には修復できない。もし修復に失敗すれば、その間違った情報は次の細胞に伝わってしまう。このような状況では、思い切った措置が講じられる。大きく傷を負った細胞は、自殺するのである。いわゆる**アポトーシス**である。

　傷が大きすぎて修復が効かないと判断すると、細胞は**p53腫瘍抑制因子**というタンパク質を合成する。このタンパク質は正常な状態でも作られているが、その量は非常に微量である。このタンパク質は、細胞分裂の周期に関する情報が書かれているDNAの領域に結合して、その正常な働きを阻害する。そのため、細胞は正常に分裂できなくなり、アポトーシスに至る。

　自然界は厳しい。致命的なダメージを受けたものは、自ら命を絶つ。それは条件爆弾とも言える。アポトーシスは、「プログラムされた細胞死」とも言われる。過酷な生存競争の中で、次世代というものを常に考えている生物の、思い切ったそして適切な手段と言える。箱に入ったリンゴの1つが腐れば、いずれ箱全部のリンゴが腐る。他の

リンゴを助ける手段は、その腐ったリンゴを潔く捨てることである。今の日本の社会は、箱ごと腐っていくリンゴのように見えるが、いかがであろうか。

　戦後、個人というものが大事にされ過ぎてきたと思える。全体を作るのは個人であるから、決して個人は疎かにはできないが、健全な全体がなければ個人はまったく成り立たない。個人の健全性が全体の健全性と発展につながる。生物はこの鉄則を頑固に守っている。なぜなら、この鉄則に対しての妥協は個の死だけでなく種の死であり、さらには生態系全体の死であるからだ。人間とて、決して例外ではない。私たちは自然の原理を学び、それらをもっぱらものを作るために利用してきたが、ものの考え方という観点で、自然の仕組みから真剣に学ぶべきことが実はもっと多いような気がする。

　さて、p53腫瘍抑制因子は前述のような働きをするが、もしこの因子の働きが異常になったらどうなるだろうか。

　実は、多くのガンがp53腫瘍抑制因子の異常に起因していることが明らかになっている。報告されているガンの半数ほどで、p53腫瘍抑制因子を作るDNAに変異が生じている。変異を受けると、p53腫瘍抑制因子は働かなくなり、細胞分裂に歯止めがかからなくなる。これがガンである。ウイルスがp53腫瘍抑制因子のDNAを攻撃すると、やはりこの因子が異常になり、ガンを引き起こすことになる。ガンの発生は、生命維持のための強力な機構が「諸刃の剣」になり得ることを示している。

　図2-15にp53腫瘍抑制因子がDNAを認識している様子

第2章　遺伝や情報を制御する分子

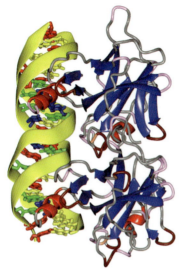

図2-15　DNAを認識するp53腫瘍抑制因子

を示す。このタンパク質は4個の相同なタンパク質から構成されており（このような場合「4個のサブユニットからなる」と言う）、この図ではそのうちの2個を示す。サブユニットは主にβシートからなっているが、DNAの大きな溝を認識しているのは、αヘリックスである。Croタンパク質とは異なり、αヘリックスは大きな溝に沿う形でDNAを認識している。

2-5　情報を整理する

情報社会と言われて久しい。インターネットの発展・拡大により、情報量が爆発的に増えている。情報社会という言葉は高尚に響くが、大半の情報は役に立たない。それど

ころか、有害でさえある。情報がなければどうにもならないこともあるが、情報があったために、かえって混乱が生じる場合も少なくない。情報は受け手の能力と見識があって、はじめて生きるとも言える。非常に時代に逆行した言い方かも知れないが、知らされない方が幸せである場合も少なくない。生物は昔から間違った情報、あるいは過剰の情報に対しては、きちんとした体制を作ってきた。

■リボヌクレアーゼ

　誤った情報はもちろん毒であるので、外来性のRNA（これは正に情報である）が体に入ってきたら、これを破壊する必要がある。ウイルスは秘密工作員よろしく私たちの体に侵入し、自らを増殖する暗号コードの入ったRNAをばらまく。放っておくと大変なことになるので、私たちの体は**RNA分解酵素**（**リボヌクレアーゼ**）で対処する。

　実際には、リボヌクレアーゼはRNAをあまり区別せず、RNAであれば何でも容赦なく分解していく。この酵素は私たちの血液中を流れ、涙や汗にも含まれる。したがってRNAを扱う実験室では十分気を付けないと、せっかくのRNAがこの酵素でずたずたにされてしまう。

　リボヌクレアーゼの立体構造を図2-16に示す。構造はαヘリックスとβシートからなっており、RNAを分解する部分（活性部位）はβシートでできたくぼみである。この図では、RNAの断片が活性部位に入っている。

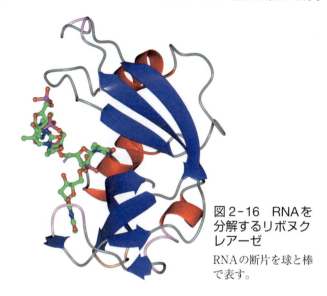

図2-16　RNAを分解するリボヌクレアーゼ

RNAの断片を球と棒で表す。

■デオキシリボヌクレアーゼ

　バクテリアも例に漏れず、熾烈な生存競争を行っている。ウイルスはバクテリアに自分のDNAを侵入させようと、攻撃をかけてくる。これに対して、バクテリアは制限酵素と呼ばれる一群の**DNA分解酵素（デオキシリボヌクレアーゼ）**を開発してきた。

　この酵素は特定の配列をもったDNAを切断する。有名なDNA分解酵素であるEcoR1は、GAATTCという配列のGとAの間を切断する。しかし、もし自分のDNAに同じ配列があったらどうだろうか？　賢いことに、バクテリアは自分のDNAのこの配列には特定の標識を付け、制限酵素で分解されないようにしている。

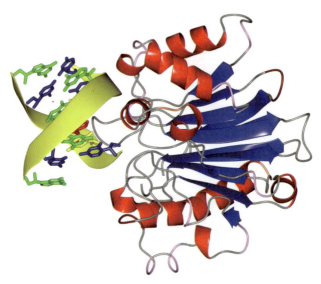

図2-17　DNAと結合するデオキシリボヌクレアーゼ

　図2-17に、ウシ由来のデオキシリボヌクレアーゼIがDNA鎖に結合している様子を示す。タンパク質の中央部分に大きな2枚のβシートからなる層状の構造があり、その両側をαヘリックスがサンドイッチした形になっている。DNAに結合する部分はαヘリックスでもβシートでもなく、ループの一部である。比較的きれいな立体構造をしたタンパク質である。

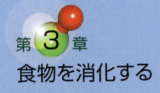

第3章
食物を消化する

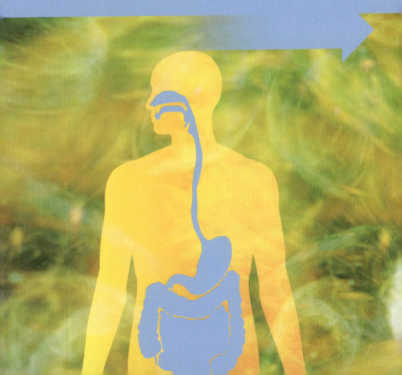

私たちは毎食いろいろな物を食べる。栄養のバランスを取らないと、栄養不良になり病気になることは、今ではたいていの人が知っている。しかし現在の日本では、むしろ栄養の取り過ぎが問題かもしれない。

　体を作り、生活を維持していくのに必要な栄養素は、タンパク質、炭水化物、脂質、ビタミン、無機塩類そして水である。人体の重量で66パーセントを占める水は、最も大事である。海で漂流したり、砂漠で遭難したりした場合、多くは水不足が死の原因になる。生物は水なしでは生きていけない。あまりにも当然なので、いちいちそのことは断っていないが、この本の中に出てくる様々な分子も、実は水があって初めて正常に働く。

　無機塩類は私たちの歯や体の骨格を作ったり、体液の濃度や酸性度を調節したりする上で重要な働きをしている。また、微量の特殊な金属イオンは、酵素を働かす上で必須である。ビタミンは主に分子量の比較的小さな有機化合物であり、私たちの体の中では合成できないので、食品から取らなくてはならない。ビタミンは、体を作る材料にもエネルギー源にもならず、必要な量もわずかだが、正常な発育とそれに必要な栄養バランスを保つ上で必須である。以上の栄養素は、たいてい食物の中に、私たちが直接的に吸収できる形で存在する。

　タンパク質は人体の16パーセントもの重量を占め、水に次いで含有量の多い物質である。タンパク質は細胞のいろいろな構造体の主な成分であるだけではなく、酵素などの生命活動に必須な多くの分子の主成分でもある。

しかし、食物に含まれるタンパク質を、私たちは直接利用することはできない。いったんアミノ酸に分解してから、私たちのためのタンパク質を、既に述べたように、DNAに書かれている情報に従って「オーダー・メイド」しなければならない。同様に、エネルギー源になる脂質や炭水化物も、分解してから吸収し、利用する。

すなわち、食物に含まれるタンパク質、炭水化物、脂質は、まず消化されなくてはならない。本章では、これらの「消化に関するタンパク質」の分子構造を見ることにする。

3-1 タンパク質を消化するタンパク質（タンパク質分解酵素：プロテアーゼ）

3-1-1 キモトリプシンの仲間

■キモトリプシン

キモトリプシンは245個のアミノ酸からなる酵素で、タンパク質を消化するために膵臓から分泌される。キモトリプシンは芳香族アミノ酸（フェニルアラニンやトリプトファンなどのベンゼン環をもつアミノ酸）のような大きなアミノ酸の隣のペプチド結合を切断して、タンパク質の消化を行う。

キモトリプシンの立体構造は、1967年にイギリスのブロウらの研究グループによって明らかにされた。X線解析で明らかになった立体構造は図3-1に示すようであり、この立体構造に基づき、この酵素の働きが詳しく研究されている。

キモトリプシンは、大きく分けて2つのドメインからな

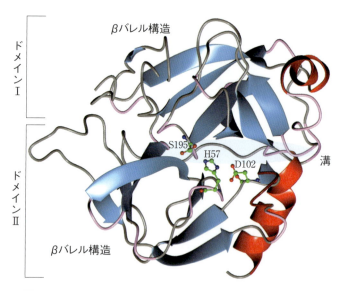

図 3-1　タンパク質を消化するために膵臓から分泌されるキモトリプシン

活性部位の3個のアミノ酸はヒスチジン(H57)、アスパラギン酸(D102)およびセリン(S195)である。番号はN末端からのアミノ酸の残基番号を示す。

っている。上のドメインも下のドメインも、反平行のβシートが並んで樽のようになった構造(**β樽型構造**あるいは**βバレル構造**)であり、2つのドメインの間に大きな溝が左から右に走っている。この溝で消化するタンパク質をくわえ、切断する。この溝が活性部位である。

　活性部位にはこの消化反応に必須の3個のアミノ酸残基がある。ヒスチジン(H57)、アスパラギン酸(D102)そしてセリン(S195)である。これらの3残基がキモトリ

第3章 食物を消化する

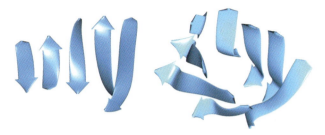

(a) オープンβシート構造　　(b) βバレル（β樽型）構造

図3-2　βストランドが複数集まってできる構造

プシンの働き（活性）、すなわち「ペプチド結合を切断する」という反応を決める上で極めて重要なことから、これら3残基を合わせて**触媒三角形**（カタリティック・トライアッド）と呼ぶ。切られるタンパク質にとっては、さしずめ魔の三角地帯ということになる。キモトリプシンは、芳香族アミノ酸のカルボキシ基側のペプチド結合を、加水分解する。

さて図3-2に示すように、βストランドが複数集まってできる構造には、大きく分けてオープンβシート構造（図3-2（a））とβバレル（β樽型）構造（図3-2（b））がある。前者では、複数のβストランドが反平行にほぼ横1列に並び、βシートの壁を構成する。後者では、複数のβストランドが樽を作る側板のように、ぐるっと並び円筒を構成し、その中央部に空洞ができる。

一群のタンパク質分解酵素には、活性部位に必ずセリン残基があり、これらは**セリン・プロテアーゼ**と呼ばれてい

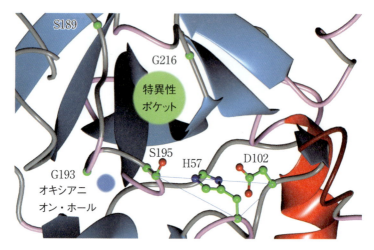

図3-3 キモトリプシンの活性部位
H57、D102、S195からなる触媒三角形、およびオキシアニオン・ホールを示す。分解されるタンパク質の酸素原子は、酸素陰イオン（オキシアニオン）の状態でオキシアニオン・ホールに結合する。

る。**プロテアーゼ**とは、**タンパク質分解酵素**のことである。この項の標題であるキモトリプシンの仲間とは、セリン・プロテアーゼの仲間ということである。

　活性部位のところを拡大して見たのが図3-3である。この図の下方右側には触媒三角形がある。その左側にはオキシアニオン・ホールと呼ばれる場所があり、ここで切断されるペプチド結合のカルボニル酸素原子を認識する。図の中央には大きな空洞があり、ここは特異性ポケットと呼ばれている。キモトリプシンは芳香環をここで認識するの

第3章 食物を消化する

図3-4 トリプシンの立体構造

触媒三角形を構成するH57、D102、S195を示す。

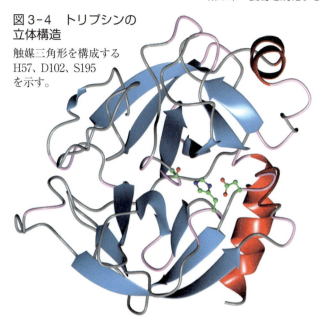

で、大きな空洞になっている。このように、いくつかのアミノ酸の連携プレーでタンパク質を消化する。

■トリプシン

　トリプシンは、正電荷を帯びたアミノ酸の隣のペプチド結合を切断する。図3-4にトリプシンの立体構造を示す。キモトリプシンと非常によく似た立体構造をとっている。触媒三角形を構成する3個のアミノ酸の位置も示す。

　ここで素朴な疑問に答えよう。

「なぜ私たちの体は、自分自身のタンパク質分解酵素で分

解されないのか？」

　大きく分けて、2つの方法でこれに対処している。

　まず1つは、細胞の中での場合だ。タンパク質分解酵素が私たちの細胞質の中で働いてしまうと、これは悲劇を起こしてしまう。そこで、これらの分解酵素は、細胞質の中では絶対に働かないように設計されている。細胞内で合成される時、これらの酵素には余分なペプチドが付いており、酵素活性をもたない。このような前駆体をチモーゲンと呼ぶ。チモーゲンは細胞の外に送られた後でこの余分なペプチドを自分で切り、初めて活性化される（酵素活性をもつ）。ちょうど手榴弾の安全ピンを抜くと爆発するのに似ている。

　2つ目は、これらの酵素の活性部位にぴったりはまり、かつ分解されないタンパク質（阻害タンパク質）を、あらかじめ用意しておくことである。消化が済んだらそれ以上分解酵素に働いてもらっては困るので、この阻害タンパク質で活性部位に詰め物をしてしまうのである。

　図3-5はトリプシンに阻害タンパク質が結合している様子を示す。この図では、阻害タンパク質を黄色で示す。2つのタンパク質の接触の仕方を見るために、溶媒露出表面で分子を表現している。活性部位に阻害タンパク質がぴったり入っていることがわかるだろう。

■エラスターゼ

　エラスターゼは、アラニンなどの小さいアミノ酸残基の隣のペプチド結合を切断する。皮膚や血管を構成するタン

第3章　食物を消化する

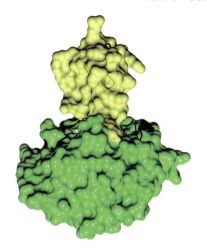

図3-5　トリプシンに結合し働きを止める阻害タンパク質
トリプシン：緑、阻害タンパク質：黄色　溶媒露出表面で示す。

パク質であるエラスチンをよく分解するのでこの名が付いたが、エラスターゼはこれ以外のタンパク質も消化する。
　図3-6にエラスターゼの立体構造を示す。この酵素もセリン・プロテアーゼの一種であるので、触媒三角形はセリン、ヒスチジンそしてアスパラギン酸からなっている。構造はキモトリプシンやトリプシンと非常によく似ている。

3-1-2　ペプシンの仲間
■ペプシン
　ペプシンは、胃の中で働く酵素の代表である。胃液の強酸性下で働くために、トリプシンなどと異なり、活性部位には2つアスパラギン酸が存在する。したがって、ペプシ

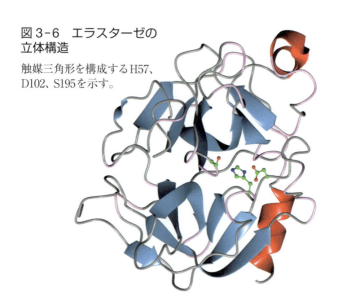

図 3-6　エラスターゼの立体構造

触媒三角形を構成する H57、D102、S195 を示す。

ンの仲間の酵素を**アスパラギン酸プロテアーゼ**と呼ぶ。この酵素はフェニルアラニン、チロシン、ロイシン、メチオニンなどのアミノ酸残基の部分でタンパク質を切断する。

　図 3-7 にブタ由来のペプシンの立体構造を示す。活性部位にある 2 つのアスパラギン酸（D32 および D215）の位置も示す。トリプシンなどと同じで、分子は大きく 2 つのドメインに分かれており、その間にできる溝に活性部位がある。各ドメインは主として β シートからなり、それらが複雑に折りたたまれている。

■キモシン

　チーズを製造する際に牛乳を凝固させたり、牛乳からカ

第3章 食物を消化する

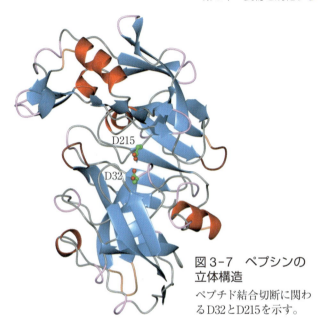

図3-7 ペプシンの立体構造
ペプチド結合切断に関わるD32とD215を示す。

ゼインを作ったりするために用いられる**キモシン**も、アスパラギン酸プロテアーゼの一種である。キモシンの凝乳力は非常に強いが、タンパク質分解力は弱い。キモシンはウシの胃に含まれる。現在では凝乳のためにキモシンではなく、例えばアオカビから取った同類のペニシロペプシンのようなアスパラギン酸プロテアーゼが使われている。

図3-8にキモシンの立体構造を示す。立体構造も酵素活性に必要な2つのアスパラギン酸（D32およびD215）の位置も、ペプシンとよく類似している。

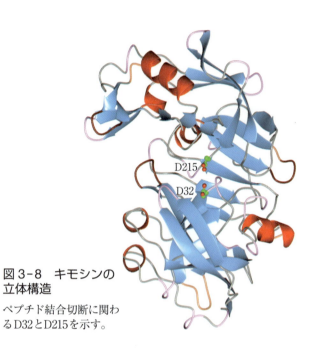

図 3-8 キモシンの立体構造

ペプチド結合切断に関わるD32とD215を示す。

3-1-3 ペプチダーゼ

　プロテアーゼはタンパク質を消化するが、せいぜい10個程度のアミノ酸からなるペプチドまでである。私たちは、タンパク質をアミノ酸まで分解しないと、利用できない。プロテアーゼはタンパク質をぶつ切りにしてくれるが、お刺身にはしてくれない。

　アミノ酸にまで分解する役目をするのが、**ペプチダーゼ**という酵素である。ペプチダーゼとは、ペプチドを分解する酵素という意味である。プロテアーゼは特定のアミノ酸のところでばっさりと切るが、ペプチダーゼは端から1つ

第3章 食物を消化する

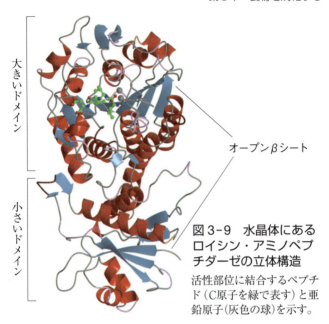

大きいドメイン
小さいドメイン
オープンβシート

図3-9 水晶体にあるロイシン・アミノペプチダーゼの立体構造
活性部位に結合するペプチド（C原子を緑で表す）と亜鉛原子（灰色の球）を示す。

ずつ切っていく。

ペプチドにはN末端とC末端があるので、これに対して2種類の酵素が用意されている。N末端から順々に切っていくペプチダーゼを**アミノペプチダーゼ**と言い、C末端から切る酵素を**カルボキシペプチダーゼ**と言う。

■アミノペプチダーゼ

ウシの水晶体から取った**ロイシン・アミノペプチダーゼ**の立体構造を、図3-9に示す。この酵素には大きなドメイン（上）と小さなドメイン（下）があり、大きなドメイン

85

に活性部位がある。大きいドメインのほぼ中央にはオープンβシートがあって、その両側をαヘリックスが囲んでいる。

アミノペプチダーゼの活性には、亜鉛原子が必要である。図では、大きなドメインのほぼ中央にある亜鉛原子を、灰色の球で示してある。亜鉛原子はオープンβシートでできた壁の上端にあり、その付近にペプチドが結合している。ペプチドは球と棒で示す。このペプチドは活性部位には結合するが、分解されない工夫がしてあるので、活性部位の位置がわかる。

■カルボキシペプチダーゼ

カルボキシペプチダーゼには、大きく分けて2種ある。カルボキシペプチダーゼAは、C末端から芳香族や疎水性のアミノ酸を切り離す。これに対して、カルボキシペプチダーゼBは、塩基性アミノ酸を切り離す。

図3-10にカルボキシペプチダーゼAの立体構造を示す。この酵素の活性にも亜鉛原子が必要であり、亜鉛原子を灰色の球で表示している。全体の構造は、アミノペプチダーゼの大きなドメインの構造と非常によく似ている。さらにこの図では、この酵素に結合した阻害剤(酵素の活性部位に結合して、酵素の働きを邪魔する分子)の位置も示してある。活性部位はβシートの壁の上端にあり、分子のくぼんだところであることがわかる。ここでペプチドを、端からぱくぱく切っていくのである。

第3章 食物を消化する

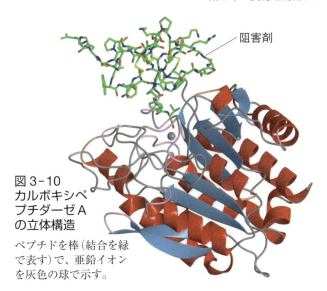

阻害剤

図3-10 カルボキシペプチダーゼAの立体構造

ペプチドを棒（結合を緑で表す）で、亜鉛イオンを灰色の球で示す。

3-2 デンプンを消化する

　私たちは食物から主な炭水化物として、デンプンやグリコーゲンを取る。デンプンは穀物などから、グリコーゲンは肉や肝臓から取る。デンプンやグリコーゲンは、グルコース（ブドウ糖）という糖がたくさんつながってできている。私たちが炭水化物を利用するには、最終的にグルコースまでばらばらにしなければならない。そのためにデンプンを消化する必要がある。

　実は、植物の繊維質の主な成分であるセルロースもグルコースからなっているが、私たちはこれを消化するタンパク質をもっていないので、残念ながら、セルロースはいわゆる繊維質としての働き以外、私たちは利用できない。セ

ルロースは地球上にある炭水化物の中で最も多く、植物体のなんと3割を占める。この貴重なグルコース資源が食料に使えないのは、もったいない話でもある。

筆者が小学生の頃、給食の時間に先生が、パンをゆっくり口の中で噛むと甘くなってくると説明してくれた。当時の給食に出されるパンはいわゆる「コッペパン」というもので、決しておいしいものではなかった。それが確かに口の中でしだいに甘くなっていくことに、感激したことを覚えている。たぶん人気のなかったコッペパンを、少しでも多く食べさせようという先生の配慮からだったと思うが、遊び盛りの子供たちはおいしくないパンは結局ゆっくり噛まず、残りはさっさとランドセルに押し込んで、校庭に出て行った。

口の中でパンがほんのり甘くなったのは、唾液に含まれる**アミラーゼ**という酵素がデンプンを分解して、グルコースが2つつながった麦芽糖（マルトース）ができたからである。マルトースの甘みは、ショ糖（いわゆる砂糖）の約3分の1である。いくら甘いものが不足していた時代とは言え、遊び盛りの子供を引き止めるにはあまりに上品過ぎた。

■アミラーゼ

アミラーゼには、デンプンをほぼランダムに切る酵素と、端から1つずつ切るものがある。タンパク質の場合と同じである。まずぶつ切りにしておいて、後で丁寧に細切れにする。

第3章 食物を消化する

図3-11 デンプンを切断するタカアミラーゼの立体構造

カルシウムイオンを緑の球で示す。

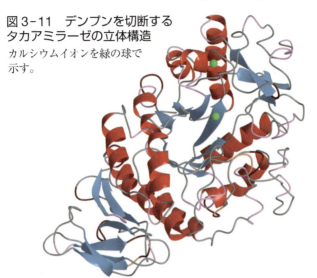

　図3-11に示したアミラーゼは、**タカアミラーゼ**と呼ばれるアミラーゼで、この酵素はデンプンの鎖をほぼランダムに切る。タカアミラーゼは高峰譲吉によって発明された消化剤タカジアスターゼに含まれるアミラーゼである。以前はデンプンを分解する酵素をジアスターゼと呼んでいたが、現在ではアミラーゼに統一されている。

　タカアミラーゼは大きく分けて、3つのドメインからなっている。右上の2つのドメインはαヘリックスとβシートの両方を含み、左下の最も小さいドメインはβシートのみからなる。この酵素の作用にはカルシウムイオンが必須であり、その位置を緑の球で示してある。デンプンを捕まえて切断する活性部位は、上の2つのドメインの間の大き

な溝にある。

■グルコアミラーゼ
　グルコアミラーゼは、デンプンとして連なっているグルコースを、端から1個ずつ切断する。この酵素で作られるグルコースは、私たちが活動する上で必須のエネルギー源である。

　アスペルギルス・アワモリという、コウジカビの一種から取ったグルコアミラーゼの立体構造を、図3-12に示す。この酵素は主にαヘリックスからなり、複数のαヘリックスが大きな円筒形を作る。その円筒の先に活性部位があり、ここでデンプンを端から刻んでいる。この図では、活性部位に**アカルボース**という糖の類似体が結合している。だから活性部位も「ここだ」とわかる。このアカルボースは、実はドイツのバイエル社が開発した薬である。

　グルコアミラーゼが働くと、当然であるがグルコースが生成し、血液中のグルコース（血糖）の濃度も上がる。通常これは望ましいことで、私たちはグルコースをエネルギー源として使い、生命活動を維持する。しかし血液中のグルコースが必要以上に高い状態が続いてしまう糖尿病の患者にとっては、これは望ましくない。アカルボースが結合するとグルコースの生成が抑えられるので、血糖値が上がりにくくなる。

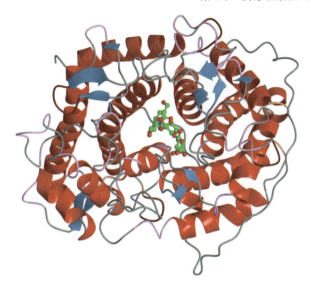

図3-12 デンプンをさらに細かくするグルコアミラーゼの立体構造

阻害剤であるアカルボース(緑と赤の球)が結合している。

3-3 脂肪を消化する
■リパーゼ

　私たちが食物から取る脂肪は、化学的にはたいてい中性脂肪とも呼ばれる**トリグリセリド**(TG：トリアシルグリセリド)である。脂肪も私たちのエネルギーになる大切な栄養である。また、私たちの体内でエネルギーを保存する場合にも、トリグリセリドの形で貯蔵する。

　トリグリセリドはもちろん油であるので、水っぽい細胞の中では自然に集合して油滴になり、保存がしやすい。し

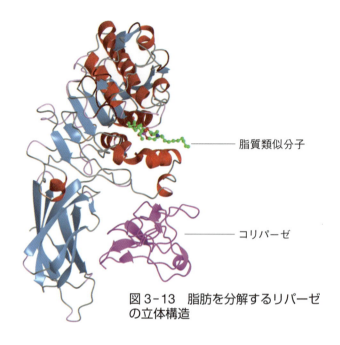

脂質類似分子

コリパーゼ

図3-13　脂肪を分解するリパーゼの立体構造

かしその一方で、多くの場合は固まっているので、消化（分解）する作業はなかなか難しい。この難しい仕事をこなしているのが、**リパーゼ**という酵素である。

　図3-13には、ヒトの膵臓から取ったリパーゼの立体構造を示す。リパーゼが働くためには、コリパーゼという分子量が1万程度の小さなタンパク質が必要である。このコリパーゼを右下に示す。

　リパーゼは大きく分けて、2つのドメインからなっている。下のドメインはβシートのみからなるβ樽型（バレ

ル）構造をとっている。このドメインはコリパーゼと密に接触するとともに、上のドメインにも影響を与えている。

上のドメインは、ペプチダーゼに似た構造をとっている。ペプチダーゼと同様に、オープンβシートの壁の上端のくぼみになったところが活性部位になっている。ここで脂肪の固まりを、かじって分解する。このくぼみの開き具合が、コリパーゼによって調節されているようにも見える。この図では、脂肪類似のりん脂質分子（球と棒で示す）が活性部位に結合している。

脂肪の形はあまり多様でなく、化学構造も比較的単純である。タンパク質、核酸、そして炭水化物の鎖には方向性があるが、脂肪中の分子の並びには方向性はない。したがって、分解の手続きも比較的単純になるので、分解に関与する酵素の種類も少ない。とりあえず分解さえすればよいからである。

3-4　老朽化したタンパク質を壊す

3-1節では、食物中のタンパク質の消化について見た。ここでは私たち自身が体内で作ったタンパク質の分解について見てみたい。

細胞の中では活発な生命活動が営まれ、種々のタンパク質がそのために作られる。しかし、多くのタンパク質は、お役目が終わると壊される。何でもそうであるが、新鮮なほど良い。

私たちも研究室で実験する場合には、なるべく新しいサンプルを使う。別に腐るものでなくても、新しいものの方

が良い。スーパーで、よく主婦が棚の奥のものを探している風景にいきあたる。店の作戦で、古いものを前に置くところが多いからだそうだ。これに対抗して、なるべく新しいものをという、主婦の必死の作戦なのだ。

　私たちの体の中では、古くなったタンパク質はバーゲンに回さず、壊してしまう。非常に潔い。長く大事に使うタンパク質としては、目のレンズのところにあるクリスタリンくらいのものである。このタンパク質は「一生もの」である。一般に、細胞内でのいろいろな反応の制御を行っているタンパク質の寿命は短く、細胞の構造を維持したり、解糖系に関与するタンパク質の寿命は長い。各もち場のタンパク質は、各々決まった寿命をもつ。

■**ユビキチン**

　それでは、これらの分解すべきタンパク質を、私たちの体はどう区別するのだろうか？　まだいろいろと研究が進んでいる段階で、すべてがわかっているわけではないが、1つだけはっきりしてきたことがある。それは、**ユビキチン**というタンパク質の役割である。

　ユビキチンは、寿命がきたタンパク質に付ける目印である。例えば、スーパー・マーケットで賞味期限が近づいた食品に「20円引き」などのラベルを貼るが、そういう役目をしているのがユビキチンである。

　ユビキチンは、酵母から高等動物まで、広く存在するタンパク質である。生命の進化の過程で、ほとんど変わっていない。ユビキチンの名前はubiquitous（＝同時にいたる

第3章 食物を消化する

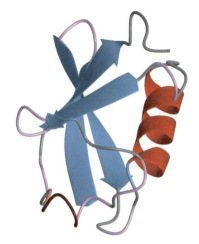

図3-14 分解すべきタンパク質の目印となるユビキチン

ところに存在する）という英語に由来している。

　3種の酵素の一連の働きによって、分解すべきタンパク質にユビキチンのタグが付けられる。末端がリシンやアルギニンになっているタンパク質が、ユビキチンのタグを付けられやすいことが知られている。セリン、スレオニン、グルタミン酸、プロリンなどが末端にある場合にも、ユビキチンの目印が付けられることがわかっている。どのように分解すべきタンパク質を認識するかについては、まだよくわかっていないところも多い。いずれにしても寿命がくると、そのタンパク質の一部が変化し、そこにユビキチンが結合し、分解への引き金が引かれる。

　ユビキチンは76個のアミノ酸からなる小さなタンパク質であり、図3-14に示すように、主に反平行βシートと

1本のαヘリックスからなっている。このタンパク質が結合すると、立体的にどのような目印になるのかも、まだわかっていない。

それでは、ユビキチンで目印が付けられたタンパク質は、どのように分解されるのだろうか？　これまで見てきた、消化酵素を使うのだろうか？

■プロテアソーム

消化酵素は細胞外に分泌され、働いている。消化酵素は、その作用がいろいろな意味からあまりに強すぎ、かつ見境なくタンパク質を攻撃してしまうので、細胞内で働くととんでもないパニックを引き起こしてしまう。そこで、細胞内でタンパク質の分解作業を慎重に行うために、**プロテアソーム**という非常に大掛かりな装置（巨大タンパク質）が用意されている。

ユビキチンで目印を付けられたタンパク質は、分子量が約200万の巨大なプロテアーゼである**26Sプロテアソーム**によって分解される。その様子を図3-15に模式的に示す。26Sプロテアソームは、**20Sプロテアソーム**というタンパク質と、その活性を制御する多数のタンパク質が集合した、**超分子**（supramolecule または supermolecule）である。超分子とは、異なった分子が集合して、個々の分子のもつ性質とは異なる、新しい性質や機能をもつようになった分子集合体を意味する。

26Sプロテアソームの中で、タンパク質の分解を担当しているのが、20Sプロテアソームである。20Sプロテアソ

第3章 食物を消化する

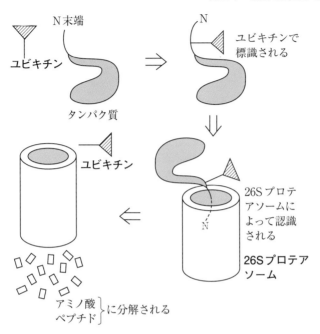

図3-15 ユビキチンで目印を付けられたタンパク質は、26Sプロテアソームによって分解される

ームの模式図を図3-16に示す。

この超分子は大きく分けて4層からなっている。4層は2つのαリングと、2つのβリングからなっている。αリングは7個のαサブユニット、βリングは7個のβサブユニットからなる。1つのサブユニット（図では球で表している）は、小さ目の1つのタンパク質に相当する。したがって、28個のタンパク質からなる、という表現もできる。

これら28個のサブユニットが集合することで、内部が

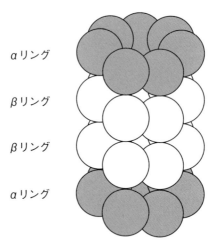

図3-16　20Sプロテアソームの模式図

空洞になった円筒が構成される。円筒の高さは約148Å、直径は約113Åである。この円筒の中で、タンパク質が分解されるのである。このタンパク質分解にはスレオニン残基が必須であるので、プロテアソームはスレオニン・プロテアーゼと言うこともできる。スレオニンは円筒の内部にあり、かつ内側を向いている。しかし、分解反応の詳しい仕組みについては、まだよくわかっていない。

　図3-17に、X線解析で明らかにされた、古細菌由来の20Sプロテアソームの立体構造を示す。真核生物（ヒトも含め）の20Sプロテアソームも大体同じような構造をとる。図3-17の構造を、矢印の方向から見た様子を図3-18に示す。中央に大きな空洞が見える。ここに分解すべきタンパク質が取り込まれ、分解される。

第3章 食物を消化する

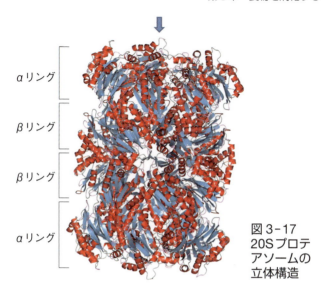

αリング
βリング
βリング
αリング

図3-17
20Sプロテ
アソームの
立体構造

　各リングを構成するサブユニットは、2枚の反平行βシートで構成されるβサンドイッチ構造をとっている。図3-19にαサブユニットの1つの立体構造を示す。中央のβサンドイッチ構造の両側を、αヘリックスが補強する形になっている。

　図3-20は分解反応を担当する1つのβリングを上から見た。7個のサブユニットがきれいに放射状に配列しており、その中央にタンパク質を分解する活性部位が存在する。七量体（サブユニット7個が集合している）が機能の単位になることは珍しい。

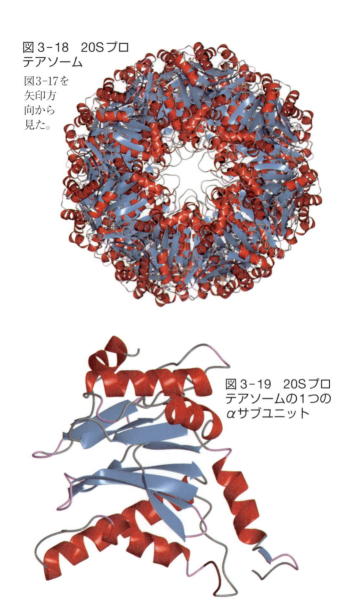

図3-18 20Sプロテアソーム
図3-17を矢印方向から見た。

図3-19 20Sプロテアソームの1つのαサブユニット

第3章　食物を消化する

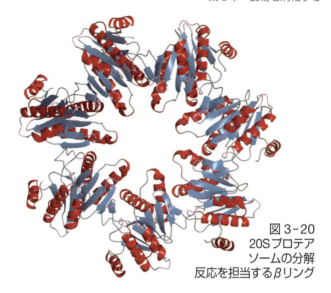

図3-20
20Sプロテアソームの分解反応を担当するβリング

■カテプシンK

　骨は硬いので、私たちの体の中ではまったく変化していないように見えるが、実際には常に分解され、そして再生されている。つまり骨と言えども、新陳代謝をしている。骨の分解に重要な役割を果たしているのが、その名も破骨細胞である。

　この細胞は酸を分泌して、まず骨の無機質部分を溶解する。続いてⅠ型コラーゲンと呼ばれる、主にタンパク質からできている有機組織を分解する。後者の過程に関与しているのが、**カテプシンK**という酵素である。

　カテプシンは一群の酵素に付けられている総称で、カテプシンKはその一種である。カテプシンはタンパク質分

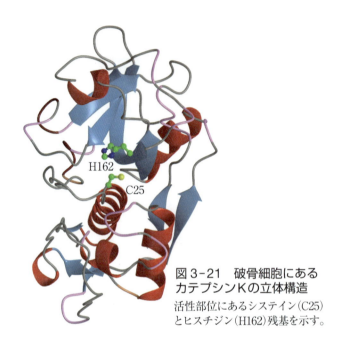

**図3-21 破骨細胞にある
カテプシンKの立体構造**
活性部位にあるシステイン(C25)
とヒスチジン(H162)残基を示す。

解酵素、つまりプロテアーゼであるが、活性部位にシステイン残基をもつ点で、これまでに登場したセリン・プロテアーゼやアスパラギン酸プロテアーゼとは異なる。

図3-21に、ヒトの破骨細胞にあるカテプシンKの立体構造を示す。この酵素は、2つのドメインからなっている。下のドメインはもっぱらαヘリックスからなっており、上のドメインは主に反平行βシートからなり、その周りに短いαヘリックスがある。例によって、この2つのドメインの間にある大きな溝で、I型コラーゲンを分解する。もちろん、酵素の働きに必要なシステイン残基はこの

第3章 食物を消化する

溝にある。このように、「タンパク質を分解する」という働きは、単に食物の消化だけではなく、生命活動の非常に多様な場面で活用されている。

　破骨細胞の働きを妨害してやれば、骨の分解が抑えられるので、カテプシンKの阻害剤は骨粗鬆症(こつそしょうしょう)の治療に使えることが期待される。実際に、それを実現するための研究も進んでいる。

第 4 章
エネルギーを作るための分子

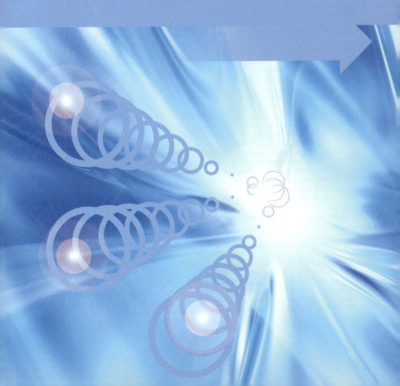

私たちのすべての生命活動には、エネルギーが必要である。そのために、私たちは食物を食べる。第3章で見たように、私たちの体の中にある様々なタンパク質によって食物は消化され、栄養素は消化管から吸収される。

　いろいろな栄養素の中でも糖、それもグルコースは、私たちが生命活動を行う上で必要なエネルギーを生産するために、最も重要である。ここでは、私たちの体は「グルコースからどのようにエネルギーを取り出すか」を見ていくことにする。

■ATP

　私たちのようなサラリーマンは、会社（大学）からお給料をいただき、それを銀行などに預け、必要に応じてそのお金を引き出して、それを使い生活をする。私たちの体も、本質的にはそれと変わらない。生活をするための通貨に相当するものは、私たちの体では**ATP**という分子である。

　ATPとは、アデノシン三リン酸（<u>a</u>denosine <u>t</u>ri<u>p</u>hosphate）を下線部分の文字で省略したものである。ATPはよく「化学エネルギーの通貨」であると言われる。中性付近（細胞の中はほぼ中性）では、ATPは図4-1のような化学構造をとる。

　ATPはDNAの構成成分であるアデノシンに、3個のリン酸基が付いたものである。リン酸はリン原子（P）に負電荷を帯びた酸素原子が結合しており、負電荷同士の反発で、三リン酸の形にしておくのはエネルギー的に不安定で

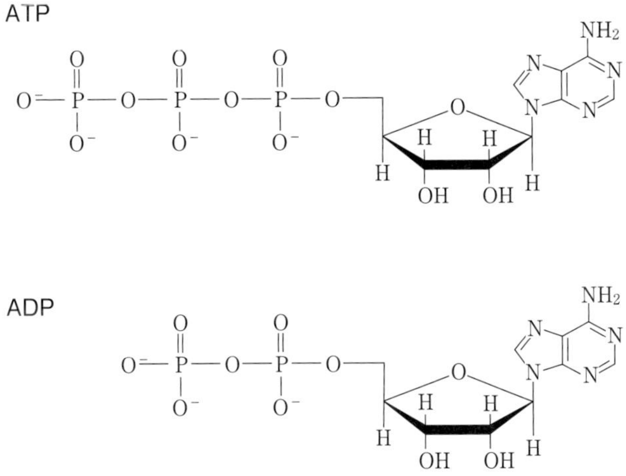

第4章　エネルギーを作るための分子

ATP

ADP

図4-1　ATPとADPの化学構造式

ある。言い換えると、「三リン酸は高いエネルギーをもっている」ことを意味する。したがって、リン酸をつなぐ結合を**高エネルギーリン酸結合**と言う。つまり、ATPの状態を作ることは容易ではないが、それをバラバラにしてリン酸間の結合を切ることは簡単である。

ATPは引き絞った弓のようで、指を離せば矢は一気に飛んでいく。ATPにあるリン酸基が1つ外れると、その分のエネルギーが放出され、ADP（adenosine diphosphate：アデノシン二リン酸）に変わる。ADPの化学構造式も図4-1に示す。

ATP分子の立体構造を図4-2に示す。わかりやすくするために、この図ではH原子を省いてある。リン酸部分

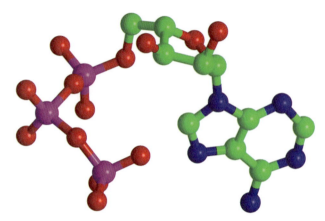

図 4-2　ATP の立体構造
H原子は省略してある。

（赤と紫の部分）は図 4-1 のように直線状ではなく、実際にはこのように折れ曲がっている。

　私たちの体は、消化吸収された分子を使って、まずこの ATP 分子を作らないと、エネルギーが出せないので何も行えない。この通貨を造るため（弓を引き絞るため）には、かなりのエネルギーが必要である。私たちの体では、グルコースを原料として、大きく分けて 3 つのラインで ATP を生産している。第 1 が解糖系であり、第 2 がクエン酸回路、そして第 3 が電子伝達系である。

4-1　解糖系
■ 10 種の反応からなるエネルギー生産過程

　ATP を生産する主たる経路が、**解糖系**である。解糖系

では、文字どおり糖（ブドウ糖：**グルコース**）を分解して、その際に発生するエネルギーでATPを生産する。解糖系の一連の反応は、細胞質基質で行われる。

図4-3に解糖系での一連の化学反応と、それに関わる分子やタンパク質を示す。解糖系は10種の反応により、1分子のグルコースを分解して最終的に2分子のピルビン酸に変換し、差し引き2分子のATPを生産する。「差し引き」と言ったのは、反応の過程でATPを消費するところもあるからである。図4-3にはNADHという分子が作られる過程もあるが、これは無駄に作られるのではなく、後で述べるようにATPを作るために使われる。

図4-3に示すように、解糖系の大部分の経路は可逆反応である。図で可逆反応は、両方向の矢印で示してある。可逆反応は、生成物ができる方向へも、生成物が分解する方向へも、どちらの方向へも反応が起こる。どちらに進むかは、その時の条件による。

■可逆反応

一般に、酵素反応は可逆反応である。しかし、解糖系では3ヵ所が不可逆な過程になっている（一方向の矢印で示してある）。ヘキソキナーゼ、6-ホスホフルクトキナーゼそしてピルビン酸キナーゼが関わる過程であり、ここが解糖系の調節を行っている。どのように調節が行われるのだろうか。

ATPが十分にある場合を考えてみよう。この場合、細胞には十分エネルギー通貨があるので、それ以上ATPを

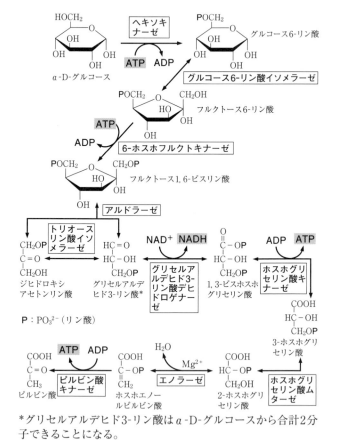

*グリセルアルデヒド3-リン酸はα-D-グルコースから合計2分子できることになる。

図4-3 解糖系

ATP生産の第1段階である解糖系は10種の反応で構成される。

増やす必要がない。私たちの日常生活においてもそうであるが、必要以上の現金を手元に置いておくことは、場合によっては危険ですらある。

生体内では、ATPの濃度が高いと**6-ホスホフルクトキナーゼの働きは邪魔され**、矢印方向の反応は進まなくなる。ATPの濃度によって6-ホスホフルクトキナーゼは立体構造を変えて、反応をコントロールする。このような制御を、アロステリックな制御と呼ぶ。

6-ホスホフルクトキナーゼの働きが邪魔されると、フルクトース6-リン酸が溜まり、その濃度が上がる。グルコース6-リン酸イソメラーゼの反応は可逆反応であり、フルクトース6-リン酸が多くなると、反応は右上の方向に進むことになる。その結果、グルコース6-リン酸の濃度が上がる。高い濃度のグルコース6-リン酸は、ヘキソキナーゼの働きを抑える。したがって、解糖系の前半の反応が抑えられる。もちろんATPの濃度が低くなれば6-ホスホフルクトキナーゼは自由に働けるので、矢印方向の反応が起こり、解糖系の反応は進む。

このように私たちの体の中では、反応は非常に効率的に調節され、食べたものを無駄なく有効に利用している。需要と供給のバランスを考えず、過剰生産したからと言って、ダンピングをするなどという馬鹿なことを、生物は行わない。またATPの通貨価値もまったく変わることがないように、きちんとした経済政策がとられている。人間社会とは相違点もあろうかと思うが、政治家がぜひとも参考にして欲しい仕組みでもある。

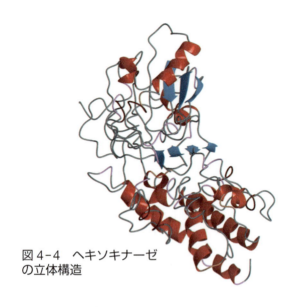

図4-4 ヘキソキナーゼの立体構造

詳しく説明しよう。

■ヘキソキナーゼ

解糖系の前半では2分子のATPを使って、グルコースからフルクトース1,6-ビスリン酸を作り、これを2分子のグリセルアルデヒド3-リン酸に変える。

それぞれの反応を見ると、まず**ヘキソキナーゼ**は1分子のATPを投資し、ATPからADPに変換する時に出るエネルギーを利用して、グルコースをグルコース6-リン酸に変える。

図4-4に酵母由来のヘキソキナーゼの立体構造を示す。分子は下の大きなドメインと上の小さなドメインからな

り、それをつなぐ蝶番(ちょうつがい)の部分にくぼみが存在する。グルコースはこのくぼみに結合して、ATPによってリン酸化を受ける。下の大きなドメインはほとんどαヘリックスからなり、上の小さなドメインにはβシートが多く含まれる。グルコース6-リン酸はグルコース6-リン酸イソメラーゼで、フルクトース6-リン酸に変化する。

■6-ホスホフルクトキナーゼ

フルクトース6-リン酸は、**6-ホスホフルクトキナーゼ**によって、フルクトース1,6-ビスリン酸に変換する。その際1分子のATPが消費される。

図4-5にバクテリア由来の6-ホスホフルクトキナーゼの立体構造を示す。この酵素は四量体（4つの等価なサブユニットからなる：テトラマー）タンパク質で、ねじれたオープンβシートの両側をαヘリックスが囲むオープンα/βシート構造をとっている。

この図には、マグネシウムイオン、ADP（アデノシン二リン酸）、そしてこの酵素によって生成するフルクトース1,6-ビスリン酸が示されている。マグネシウムイオンは灰色の大きな球、ADPおよびフルクトース1,6-ビスリン酸は球と棒で示されている。マグネシウム原子とADPは各サブユニットに1つずつ結合しているが、生成物のフルクトース1,6-ビスリン酸は2つのサブユニット間のくぼみに結合している。このくぼみのところが、活性部位ということになる。このように、活性部位はサブユニットやドメインの間のくぼみにあることが多い。

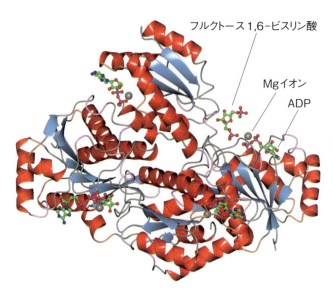

図4-5 6-ホスホフルクトキナーゼの立体構造
マグネシウムイオンは灰色の大きな球で、ADPおよびフルクトース1,6-ビスリン酸を球と棒で示す。

■アルドラーゼ

フルクトース1,6-ビスリン酸は、**アルドラーゼ**によってジヒドロキシアセトンリン酸と、グリセルアルデヒド3-リン酸に分解される。この反応はアルドール開裂と呼ばれる。アルドール開裂や、その逆反応であるアルドール縮合を行う酵素一般を、アルドラーゼと言うこともある。現在、数十種のアルドラーゼが知られている。

アルドラーゼの立体構造を図4-6(酵素を上から見た図をa、横から見た図をb)に示す。アルドラーゼの中心付

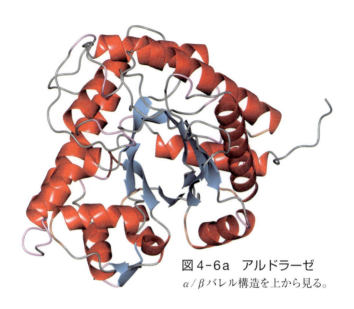

図4-6a アルドラーゼ
α/βバレル構造を上から見る。

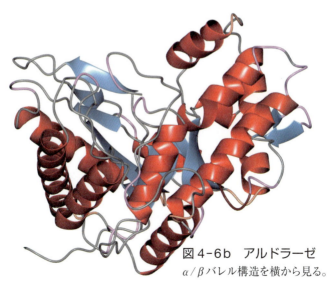

図4-6b アルドラーゼ
α/βバレル構造を横から見る。

近には、βシートが作る樽型（バレル）の構造がある。斜めになっているが、βストランドがちょうど樽の側板のように並んでいる。そのβシートの周りをαヘリックスがぐるりと取り囲んで、βシート構造を補強している。この種の構造は解糖系の酵素によく見られる構造で、**α/βバレル（樽型）構造**と呼ばれている。βシートの内側はこの酵素の活性部位になっており、基質であるフルクトース1,6-ビスリン酸はそこに結合し、開裂反応を受ける。

■トリオースリン酸イソメラーゼ

フルクトース1,6-ビスリン酸が開裂してできる2分子のうち、解糖に回すことができるのはグリセルアルデヒド3-リン酸である。しかし、ジヒドロキシアセトンリン酸もグリセルアルデヒド3-リン酸に変換して利用するので、計2分子のグリセルアルデヒド3-リン酸が作られることになる。

自然は無駄をしない。この変換を行うのが、**トリオースリン酸イソメラーゼ**である。トリオースリン酸イソメラーゼ（triose phosphate isomerase）は、その英名の一部を取ったTIMの愛称で呼ばれている。

ここまでで解糖の準備段階は終わる。収支を見てみよう。

グルコース1分子から、2分子のグリセルアルデヒド3-リン酸ができたが、ATP通貨を2枚も使ってしまった。ここまでは赤字である。しかし、採算が合わないと文句を

第4章 エネルギーを作るための分子

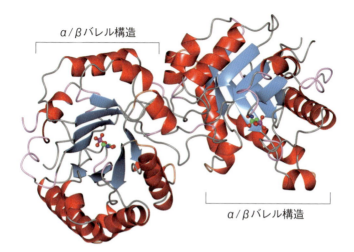

図4-7 典型的なα/βバレル構造をとるTIM
阻害剤を球と棒で示す。

言わないでほしい。「損して得取れ」ではないが、投資するところにはきちんと投資し、入念な準備をして、解糖系の後半で投資額の2倍のATP通貨を稼ぐのである。

　TIMの立体構造を図4-7に示す。TIMもアルドラーゼ同様のα/βバレル構造をとっている。TIMが典型的なα/βバレル構造なので、これを**TIM構造**と呼ぶことがある。TIMは二量体になっているので、この図では2つの方向からみた様子がわかる。中央のβバレルの内側にはこの酵素の働きを抑える分子（これを阻害剤と言う）が結合しており、基質であるジヒドロキシアセトンリン酸が結合する

部分がここであることを、この構造は示している。阻害剤は、球と棒で示す。

TIMは「**完全酵素**」と呼ばれている。つまり図4-3の反応を触媒する効率が100パーセントであり、その反応を決めているのは、単に酵素と基質が衝突する確率のみ（それを拡散律速と言う）である。言い換えれば、TIMの触媒活性をこれ以上高くしようとしても、これ以上反応速度は向上しない。自然が造った完璧な触媒の1つといえる。

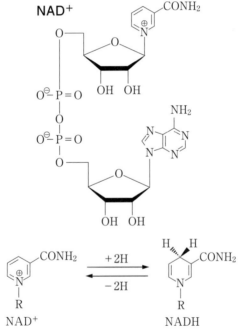

図4-8　NAD$^+$の化学構造式

第4章 エネルギーを作るための分子

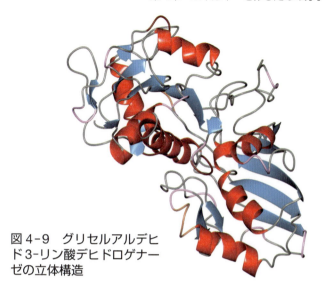

図4-9 グリセルアルデヒド3-リン酸デヒドロゲナーゼの立体構造

■グリセルアルデヒド3-リン酸デヒドロゲナーゼ

　グリセルアルデヒド3-リン酸デヒドロゲナーゼは、エネルギーの原料になる**NAD$^+$**（ニコチンアミド・アデニン・ジヌクレオチド：図4-8）とリン酸を使い、グリセルアルデヒド3-リン酸を最初の高エネルギー化合物1,3-ビスホスホグリセリン酸に変換する。体の中の酵素によって触媒される酸化反応では、結果として放出される電子や水素原子は多くの場合NAD$^+$に引き渡され、**NADH**となる。つまりNAD$^+$が還元されることで、グリセルアルデヒド3-リン酸を酸化することができる。

　このように、酵素の働きを助けるNAD$^+$のような分子を**補酵素**（コエンザイム　最近ではコエンザイムQ10とし

て名が知れている）と呼ぶ。

　図4-9にグリセルアルデヒド3-リン酸デヒドロゲナーゼの立体構造を示す。2つのねじれたオープンβシートがある。左上ではその両側をαヘリックスが囲み、右下では片側をαヘリックスが覆う。

■ホスホグリセリン酸キナーゼ
　ホスホグリセリン酸キナーゼは1,3-ビスホスホグリセリン酸のリン酸をADP（アデノシン二リン酸）に結合させて、ATPと3-ホスホグリセリン酸を作る。解糖系での、初めてのATPの生産である。

　図4-10に酵母由来のホスホグリセリン酸キナーゼの立体構造を示す。この酵素は2つのドメインで構成される。両ドメインともオープンβシートと、それを取り囲むαヘリックスからなる。下のドメインでは、さらに1層のβシートが外側を覆っている。βシートの壁の上端のくぼみに、ATPも基質も結合している。シアン（青緑）の球で表したのは、マグネシウムまたはマンガンイオンである。ATPは下のドメインに、生成物の3-ホスホグリセリン酸は2つのドメイン間の溝に、それぞれ結合している。ATPと3-ホスホグリセリン酸は球と棒で示す。

■ホスホグリセリン酸ムターゼ
　3-ホスホグリセリン酸は、**ホスホグリセリン酸ムターゼ**の働きで、2-ホスホグリセリン酸に変換される。**ムターゼ**とは、分子中の官能基（分子の特徴的な反応性の原因

第4章　エネルギーを作るための分子

図4-10　ホスホグリセリン酸キナーゼの立体構造

大きなシアン(青緑)の球はマグネシウム、またはマンガンイオンを示す。

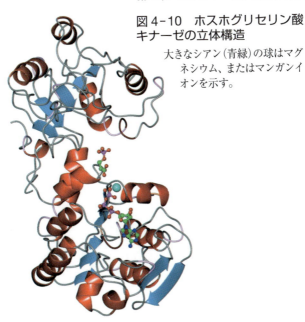

となる原子団）を分子の他の場所に移動させる酵素一般を指す。反応はリン酸が分子の中で単に移動しているように見えるが、実際にはリン酸が2つ結合した中間の化合物がいったんできた後で、1つのリン酸が外れることで反応は進む。

図4-11にこの酵素の立体構造を示す。分子はオープンβシートと、それを取り囲むαヘリックスからなっている。これ以外に、長いループと短いαヘリックス部分がある。

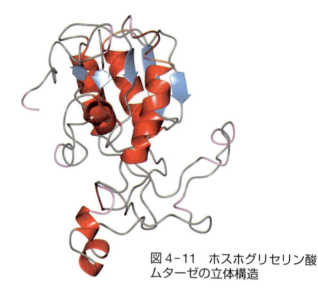

図4-11 ホスホグリセリン酸ムターゼの立体構造

■エノラーゼ

　エノラーゼは、2-ホスホグリセリン酸から1分子の水を脱水して、ホスホエノールピルビン酸に変換する。この分子は生体中で最もエネルギーの高いリン酸結合をもつ。この酵素の活性には、マグネシウムイオンが必要である。マグネシウムを失うと単量体に解離しやすくなり、活性を失う。

　図4-12に酵母由来のエノラーゼの立体構造を示す。立体構造はTIM構造に近いが、下側に反平行のβシートが存在し、その片面をTIM構造から続くαヘリックスが覆っている。活性部位はβバレルの内側にある。カルシウムイオンを大きな球で示し、2-ホスホグリセリン酸（球と

第4章 エネルギーを作るための分子

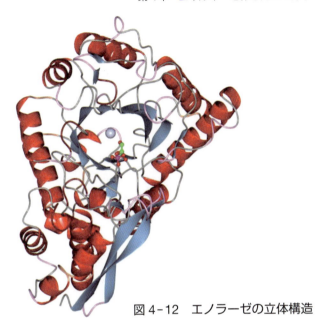

図4-12 エノラーゼの立体構造

棒で示す）が活性部位に結合している。

■ピルビン酸キナーゼ

　解糖系の最終段階で、**ピルビン酸キナーゼ**がホスホエノールピルビン酸の加水分解エネルギーを活用してATPを合成し、ピルビン酸が生じる。1分子のグルコースから2分子のグリセルアルデヒド3-リン酸が生じるので、結局1分子のグルコースから合計4枚のATP通貨が得られる。すなわち解糖系の収支は、ATP通貨で4 − 2 = 2枚の利得になる。

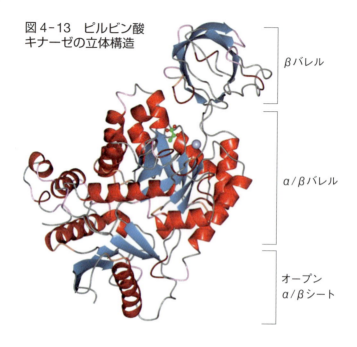

図4-13 ピルビン酸キナーゼの立体構造

βバレル

α/βバレル

オープンα/βシート

　何となく回りくどい稼ぎ方という印象があるが、生物が長い時間をかけた末に獲得した能率的な経路である。最初の段階で惜しげもなく2枚のATPを使い、最終段階できちんと儲けるあたりに、伊達に進化の荒波をくぐってきたのではないことが窺える。

　図4-13に、ウサギの筋肉から取ったピルビン酸キナーゼの立体構造を示す。分子は大きく分けて、3つのドメインからなっている。上のドメインはβバレル構造であり、真ん中のドメインはα/βバレル構造である。下のドメインはオープンα/βシート構造をとっている。活性部位は真ん

中のドメインにあり、ピルビン酸（球と棒で示す）が結合している。

4-2　クエン酸回路
■解糖系の後に控えるクエン酸回路

　解糖系でも確かに損はしていないが、何となく儲けが少ない。実はピルビン酸は解糖系での「かす」ではなく、もう一稼ぎも二稼ぎもさせてくれる、次の過程への重要な「原料」なのである。むしろ解糖系は、後ろに控えた過程のための「投資段階」とも言える。解糖系の後に展開される、ピルビン酸を原料としたエネルギー生産過程を**クエン酸回路**と言う。

　クエン酸回路でのエネルギー生産体制は、図4-14に示すように8種の酵素反応からなっている。私たちのような真核生物では、この代謝はミトコンドリアの中で行われる。クエン酸回路は、発見者の名前をとって**クレーブス回路**と呼ばれたり、回路の中心になるクエン酸が3つのカルボン酸を含むので、**トリカルボン酸回路**（略して**TCA回路**）とも呼ばれている。

　この代謝経路に「回路」という名前がついているのは、図4-14からわかるように、ピルビン酸が供給されれば分子の変換サイクルが何度でも行われることによる。

　クエン酸回路の前段階は、解糖系の最終産物ピルビン酸の酸化である。ピルビン酸は、**ピルビン酸デヒドロゲナーゼ複合体**という多酵素複合体によって、まず**アセチルCoA**（アセチルコエンザイムエー　図4-15）という分子

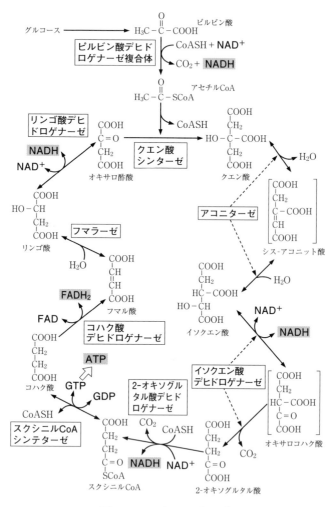

図4-14 クエン酸回路
解糖系に続くクエン酸回路では、8種の反応でエネルギーを生産する。

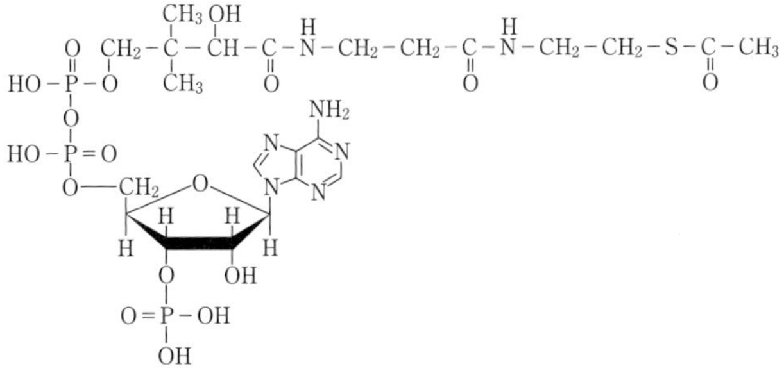

第4章　エネルギーを作るための分子

図4-15　アセチルCoAの化学構造式

に変換される。ピルビン酸デヒドロゲナーゼ複合体は複雑かつ大きな分子であり、分子全体の立体構造はまだわかっていない。アセチルCoAが供給され、クエン酸回路がスタートする。

■クエン酸シンターゼ

アセチルCoAとオキサロ酢酸は**クエン酸シンターゼ**（合成酵素）によって結合し、クエン酸を生じる。

図4-16にクエン酸シンターゼの立体構造を示す。この酵素は二量体として働くが、この図では単量体を示す。分子は大きなドメイン（左）と小さなドメイン（右）からなっており、その間に深い溝がある。この溝のところ（活性部位）で酵素反応が起こる。この図では、クエン酸（球と棒で示す）が活性部位に結合したままになっている。

基質が結合しない時には、小ドメインと大ドメインは大きく開き基質をくわえ込むと、図4-16のように2つのドメインが近づき溝を閉める。模式的に描くと、図4-17の

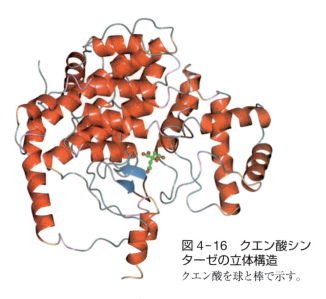

図 4-16　クエン酸シンターゼの立体構造
クエン酸を球と棒で示す。

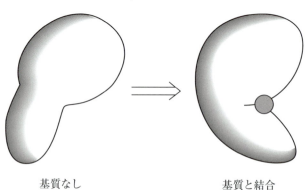

基質なし　　　　　　　　　　基質と結合

図 4-17　酵素と基質の模式図

クエン酸シンターゼは深い溝の部分で基質をくわえこみ、クエン酸を合成する。

ようになる。このように、「基質のある・なし」で立体構造が大きく変わるタンパク質は多い。

クエン酸シンターゼは、ほとんどが α ヘリックスからなる酵素で、非常に短い反平行の β シートが1つだけある。解糖系の酵素とは大きく違う立体構造をとっている。

■アコニターゼ

アコニターゼは、クエン酸をシス-アコニット酸経由でイソクエン酸に変換（異性化：この場合、ヒドロキシ基が移動すること）する。この酵素には [4Fe-4S] 型鉄-硫黄クラスターと呼ばれる特異な原子団が含まれ、酵素活性に重要な役割を果たしている。

このようなクラスターを補因子と言う。鉄や硫黄のような原子の間では電子が比較的自由に動くことができるので、電子を移動させる反応では、この種の無機原子団が重要な役割を果たしている。

図4-18aに [4Fe-4S] 型鉄-硫黄クラスターの立体構造を示す。鉄原子（シアン（青緑色））と硫黄原子（黄色）は歪んだ「かご」を作っている。

私たちの体の中で働くタンパク質の大部分は、周期表の第1周期と一部の第2周期の比較的軽い元素からなっているが、ごく微量の重金属が非常に重要な働きをしている。この酵素が行う反応は、ヒドロキシ基を1つ移動することである。そのために、この鉄-硫黄クラスターが重要なポイントになっている。

アコニターゼの立体構造を図4-18bに示す。アコニター

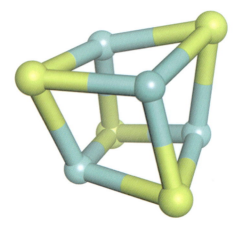

図4-18a [4Fe-4S]型鉄-硫黄クラスターの立体構造

図4-18b アコニターゼ
鉄-硫黄クラスターを球と棒で表す。

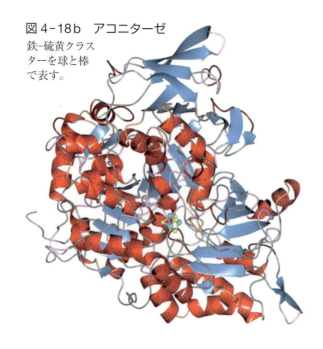

第4章　エネルギーを作るための分子

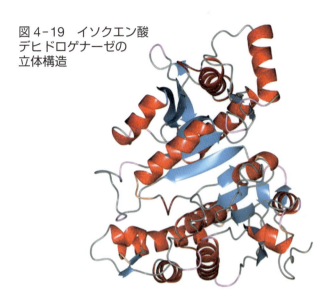

図4-19　イソクエン酸デヒドロゲナーゼの立体構造

ゼは小さなドメインと大きなドメインからなり、2つのドメインの間に深い溝がある。その溝の大きなドメイン側に、鉄-硫黄クラスター（球と棒で示す）が結合している。この付近が活性部位である。小さいドメインも大きなドメインもオープンα/βシート構造を基本的にとっており、全体として非常に複雑な構造になっている。

■イソクエン酸デヒドロゲナーゼ

　イソクエン酸は、**イソクエン酸デヒドロゲナーゼ**によって、オキサロコハク酸経由で2-オキソグルタル酸に変換される。この反応で、クエン酸回路最初のNADHと二酸

化炭素1分子が生成する。イソクエン酸デヒドロゲナーゼはNAD$^+$依存性の酵素で、酵素反応にマンガンまたはマグネシウムを必要とする。

この酵素の立体構造を図4-19に示す。分子は大きく分けて2つのドメインからなり、2つのドメインにまたがって大きなオープンα/βシート構造をとっている。やはり2つのドメインの間に大きな溝があり、そこが活性部位になっている。

■2-オキソグルタル酸デヒドロゲナーゼとコハク酸デヒドロゲナーゼ

2-オキソグルタル酸デヒドロゲナーゼは、2-オキソグルタル酸をスクシニルCoAに変換し、NADHと二酸化炭素を生成する。さらにスクシニルCoAシンテターゼによって、スクシニルCoAはコハク酸に変換されるとともに、GDP（グアノシン二リン酸）を**GTP**（グアノシン三リン酸）に変換する。GTPはヌクレオシド二リン酸キナーゼによって、速やかにATPに変換するので、この反応でATPが事実上1分子生成すると考えてもよい。

コハク酸デヒドロゲナーゼはコハク酸をフマル酸に変え、**FAD**（フラビン・アデニン・ジヌクレオチド）を還元して**FADH$_2$**を生成する（図4-20）。FADは補酵素の1つであり、生体内の酸化還元反応において、広範囲にわたって重要な働きをする。FADH$_2$はNADHと同様に、次の電子伝達系でATPを生産するために使われる。フマル酸はフマラーゼによってリンゴ酸に変換する。

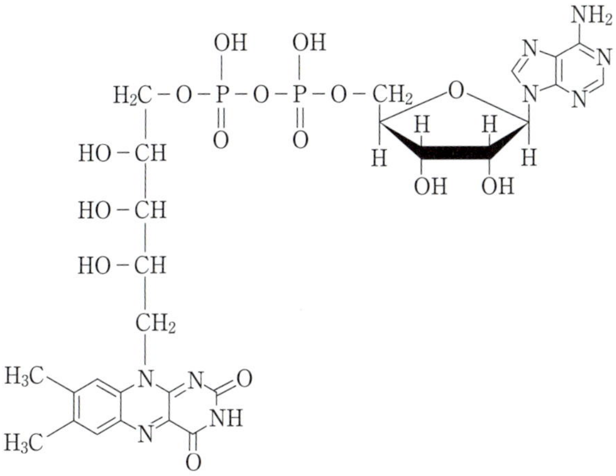

第4章 エネルギーを作るための分子

FAD

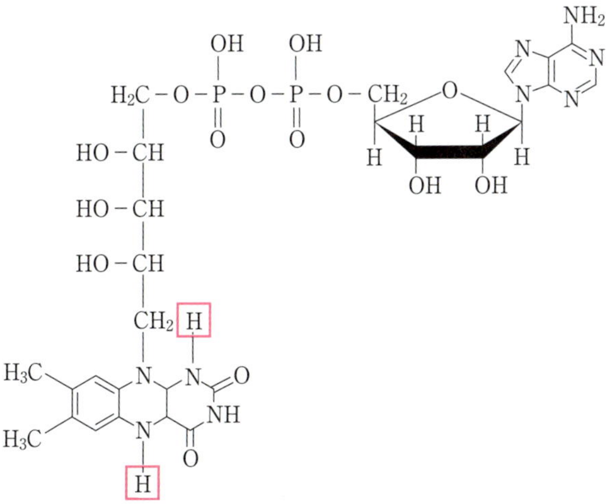

FADH$_2$

図4-20　FADおよびFADH$_2$の化学構造式

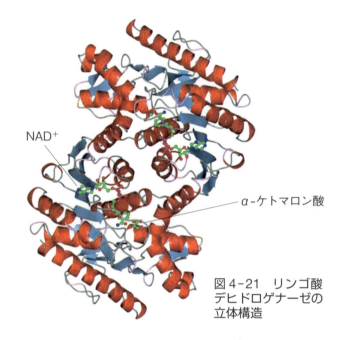

図4-21 リンゴ酸デヒドロゲナーゼの立体構造

■リンゴ酸デヒドロゲナーゼ

クエン酸回路の最後の酵素である**リンゴ酸デヒドロゲナーゼ**は、リンゴ酸をオキサロ酢酸に変換するとともに、NAD^+を$NADH$に変換する。この過程で、クエン酸回路は1回転したことになる。

図4-21にブタの心臓由来のリンゴ酸デヒドロゲナーゼの立体構造を示す。この酵素は二量体であり、上と下のサブユニットはまったく同じである。NAD^+の結合部分の構造は平行βシートからなるオープンβシートであり、その両面にはαヘリックスがある。シートの先端にNAD^+は結

合している。

　NAD$^+$に結合するドメインの構造は、アミノ酸配列が異なっても、非常に類似した立体構造をとることが知られている。つまり、異なる酵素においても、NAD$^+$結合ドメインはほぼ同じ立体構造をとる。このように、生物の中では可能な限り構造の標準化が図られている。

　図では、基質であるリンゴ酸の類似分子であるα-ケトマロン酸が結合しており、その場所が酵素の活性部位であることがわかる。

　以上のように、クエン酸回路では合計4個のNADH、1個のFADH$_2$、そして1個のATPが生産される。NADHとFADH$_2$は、次に述べる電子伝達系で酸素により酸化され、合計11個のATPを生産する。クエン酸回路は解糖系に比べればだいぶ「稼ぎ」がよい。

4-3　電子伝達系
■ミトコンドリア
　エネルギーを作る分子の話も、いよいよ大詰めである。
　解糖系の作業は細胞質の液状の部分である**細胞質基質**で行われ、**クエン酸回路**の作業はミトコンドリアの液状の部分である**マトリックス**（**基質**）で行われる。この節で述べる**電子伝達系**の作業は、**ミトコンドリアの内膜**で行われる。このように、ミトコンドリアはエネルギーを作るための非常に重要な工場として働いている。
　リン・マーグリスによれば、私たちのような真核細胞か

らなる生物の細胞内器官の主なものは、私たちの細胞自身の変化によるものではなく、外部から私たちの細胞に侵入してきた生物によっている。マーグリスは彼女が1970年に出版した『真核細胞の起源』と題する本の中で、こう主張した。あたかも私たち自身の一部のように振る舞っているが、実は遠い過去に侵入してきた生物が次第にその宿主と平和共存をするようになり、さらに密な相互依存の関係に発展した、というのである。

　発表当時は突飛な考えのように受けとめられていたこの考えも、現在ではいろいろな証拠から、非常に信憑性が高い説とされている。ミトコンドリアや植物のクロロプラスト（葉緑体）を構成している分子の特徴は、私たちの細胞を構成している大半のものより、むしろバクテリアのものに近いこともわかってきている。マーグリスは、細胞の進化における大きな進歩の大部分は、外来生物の寄生によって起こったと言う。

　これは、現代の企業や組織のあり方とも通じる非常に能率的な方法と言える。一例を上げれば、以前、自動車関連企業の合併が大きなニュースになったことがある。一方にない特徴を他方が簡単に手に入れる方法は、合併である。

　ミトコンドリアは太古に私たち真核生物に寄生し、その中で独立採算の生活を送るうちに、宿主から離れるのではなく宿主との間で作業分担を約束し合い、生き場所を宿主の中に見出した。ミトコンドリアには固有のDNAとリボソームがあり、いまだに独立採算ができる子会社である。当然、私たちのDNAの中にはミトコンドリアを作る指令

第4章 エネルギーを作るための分子

は書かれていない。母親の卵細胞に含まれるミトコンドリアが、最初のミトコンドリア感染を起こす。つまり、受精卵中のミトコンドリアDNAはすべて母親由来である。共生の関係は他の生物界にもたくさん見られるが、ミトコンドリアと宿主との関係は非常に密接である。

このように、非常に基本的な生命活動に働いている原理が人間社会でも成り立つことは、どのような組織でも効率的に運営しなければいずれ破綻することを考えると、ひどく自然なことと思える。会社の寿命は30年と言われる。世の中の流れやもろもろの因子も絡むであろうが、寿命の原因として大きいのがやはり効率の問題であろう。前にも述べたが、生命科学の研究は単に学問の進歩やその工業的な応用だけでなく、能率的な組織の運営の仕方、さらにはいかに生きるべきかについても私たちに多くを教えてくれる。経営者や政治家にぜひ学んで欲しい点が多くある。

■電子伝達系における反応

だいぶ回り道をしたが、本題にもどろう。クエン酸回路の産物や解糖系の一部の産物を活用して、最後に大量のエネルギーを生産するのが**電子伝達系**（**水素伝達系**とも呼ばれる）である。すなわち電子伝達系ではNADHとFADH$_2$からATPが一挙に生産される。この系の作業に関わる分子は巨大なものが多く、その分子構造とメカニズムの全貌はまだ完全にはわかっていないが、概略を説明しよう。

電子伝達系の反応は、ミトコンドリア内膜で行われる。図4-22に反応の流れを模式的に示した。電子伝達系で

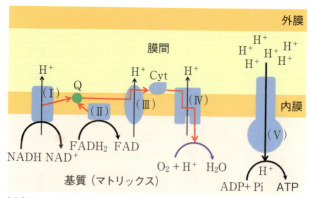

（Ⅰ）NADHデヒドロゲナーゼ複合体
（Ⅱ）コハク酸デヒドロゲナーゼ
（Ⅲ）シトクロム還元酵素
（Ⅳ）シトクローム c 酸化酵素
（Ⅴ）ATP合成酵素

Q：ユビキノン
Cyt：シトクローム c

図 4-22　電子伝達系での反応の流れ

は、その名の通り、電子が複数のタンパク質の間で次々と受け渡される。電子の流れを、この図では赤い矢印で示した。その過程で、H⁺イオン（プロトンイオン）がミトコンドリアの内膜と外膜の間に蓄積していく。最終的に、膜間に蓄積されたH⁺イオンが膜内の基質（マトリックス）に一気に流れ込む時のエネルギーを使って、ATPを生産する。

それでは、H⁺イオンが蓄積される過程を見ていこう。

クエン酸回路や解糖系の産物のうち、NADHとFADH₂もATP生産に用いられる。NADHは、ミトコンドリアの内膜に埋まっている巨大なタンパク質複合体の**NADHデ**

ヒドロゲナーゼ複合体（Ⅰ）により、酸化される。その時はずれるH^+はミトコンドリアの外膜と内膜の間（膜間）に放出される。電子の方は**ユビキノン**（Q）という小さな分子に渡される。ユビキノンは**補酵素Q**（コエンザイムキュー）とも呼ばれ、電子を配達するメッセンジャーの役をする。

前述したユビキチンと同じ語に由来するユビキノンは、酵母から高等生物まで広く存在する電子メッセンジャーである。$FADH_2$はNADHデヒドロゲナーゼ複合体に電子を渡すのではなく、別のタンパク質（Ⅱ）（コハク酸デヒドロゲナーゼ）を経由して、ユビキノンに電子を渡す。したがって、最初の段階でH^+の放出はない。

さて、ユビキノンは小さい分子で、電子を受けとると膜の中で動き、巨大なタンパク質複合体である**シトクローム還元酵素**（Ⅲ）にその電子を渡す。次に、この電子は**シトクロームc**（Cyt）と呼ばれる2番目の電子メッセンジャーに渡される。この時H^+がさらに1つ、膜間に放出される。シトクロームcは小型のタンパク質で、比較的自由に動くことができ、最終的な電子の配達先である**シトクロームc酸化酵素**（Ⅳ）に電子を渡す。シトクロームc酸化酵素は、マトリックス側でその電子を使って、酸素分子と水素イオンから水分子を作る。

以上のように、電子が次々とミトコンドリアの膜に結合したタンパク質を伝わる間に、膜間のH^+の濃度が高くなっていく。そして、ミトコンドリアの膜間とマトリックスの間のH^+濃度に大きな差ができると、膜間のH^+はマトリ

ックスの方に流れ込もうとする。これは、ちょうど水力発電をする時に、高い所にあり大きな位置エネルギーをもった水を、ダムの水門を開いて落下させることに相当する。

■ATP合成酵素

ATP合成酵素（Ⅴ）は、正にこの落下によって得られる位置エネルギーを利用して、ADPと無機リン酸（Pi）からATPを作り出す。水力発電では流れ落ちる水でタービンを回すが、ATP合成酵素もタービンのような構造をもっており、それを回してエネルギーを獲得する。同じことを行うために、自然界はたいてい同じような仕組みを使う。

ATP合成酵素は巨大な分子であり、その模式図を図4-23に示す。分子は、ミトコンドリア内膜に埋め込まれているF_o（エフオーと読む）、マトリックス側にあるF_1、そしてそれらをつなぐ軸からなる。F_oはタービンの羽根に相当する8個のCサブユニットが円形に並び（C_8）、その横にaサブユニットがある。F_1は交互に並んだαサブユニットとβサブユニットからなる。

膜間に溜まったH^+がC_8とaサブユニットの間の隙間からマトリックス側に流れ込む時に、C_8タービンが回転する。1回転で8個のH^+が流れ込む。C_8は軸によってF_1に連結しているので、F_1も回転する。この回転のエネルギーを使い、1回転で約3個のATPが生成される。H^+の満水時に一気にダムを開くと毎秒200回転ぐらいまでタービンは回転するので、最大毎秒600分子程度のATPを生産

第4章　エネルギーを作るための分子

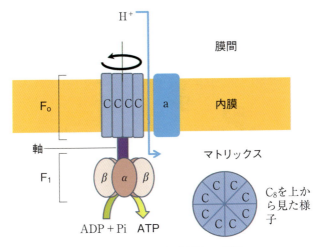

図4-23　ATP合成酵素の構造

することができる。

　C_8およびF_1部分のαサブユニット・βサブユニットの立体構造を、それぞれ図4-24と図4-25に示す。これらの文字通りのナノ・マシンが、ミトコンドリア内膜で水車のようにくるくる回転しながらエネルギーを生産している様子を想像すると、楽しくなる。

　2017年のノーベル化学賞の受賞対象となった、クライオ電子顕微鏡（cryo-EM）の手法で捉えたATP合成酵素の全体像を、図4-26に示す（他の分子の立体構造は、X線解析で決定されたものである）。cryo-EMで得られる分子の解像度はX線解析で得られるものより低いが、ATP合成酵素のような巨大な分子の全体像を知る上では極めて

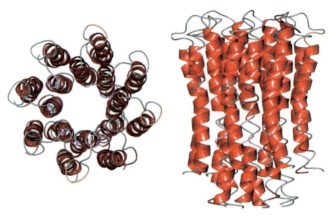

(a) 上から見た8枚の羽根　　(b) 横から見た8枚の羽根

図4-24　C_8部の立体構造

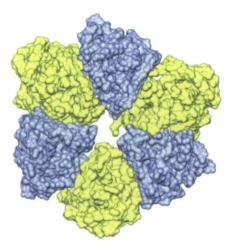

図4-25　F_1部の立体構造

αサブユニットを黄色で、βサブユニットを水色で示す。羽根の構造がわかるように、分子表面を表す。

第4章　エネルギーを作るための分子

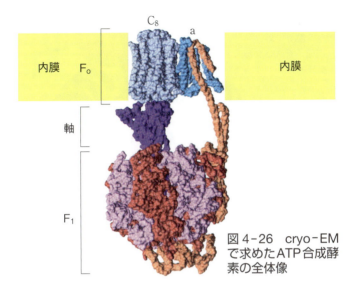

図4-26　cryo-EMで求めたATP合成酵素の全体像

有用である。この図はC_8を水色、aサブユニットを青、軸を紫で示し、F_1のαサブユニットをピンク、βサブユニットを赤で示す。またF_oにF_1を固定する部分をオレンジで示す。ここで述べたATP合成酵素は、ウシの心臓の細胞中にあるミトコンドリアから取ったものである。

■シトクロムcとシトクロムc酸化酵素

図4-27にマグロから取ったシトクロムcの立体構造を示す。このタンパク質は4本のαヘリックスからなる、典型的なヘリックス・タンパク質である。タンパク質の中心には**ヘム**と呼ばれる鉄を含む補因子があり、この部分で

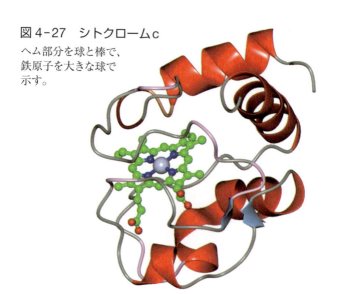

図4-27 シトクロームc
ヘム部分を球と棒で、鉄原子を大きな球で示す。

電子の受け渡しを行う。植物が光合成の時に活用する葉緑素（クロロフィル）にも、ヘムの類似骨格がある。クロロフィルの中心金属は鉄ではなく、マグネシウムである。

1997年、大阪大学の月原冨武らがシトクロームc酸化酵素の構造を明らかにした。この酵素は図4-28に示すように、αヘリックスを主とした極めて複雑な構造をとっており、分子内にはヘムと銅原子が2個ずつ含まれる。この図にはヘムのみを示す。この巨大な分子機械が電子伝達系の締めくくりを行う。

これまでの話からわかるように、この最後のエネルギー生産系が電子伝達系と呼ばれるのは、次々に電子を伝達して、それを最終的にATP生産に使うからである。

第4章　エネルギーを作るための分子

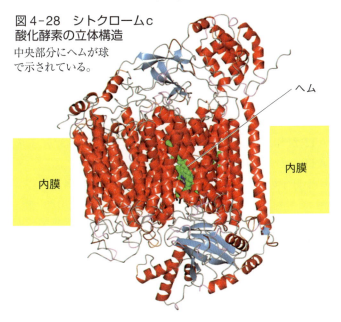

図4-28　シトクロームc酸化酵素の立体構造
中央部分にヘムが球で示されている。

ヘム

内膜

内膜

4-4　グルコース1分子から得られるATPの数

　最後に、グルコース1分子から得られるATPの収支決算をしてみよう。

　1分子のグルコースが解糖系で、2分子のATP、2分子のNADHおよび2分子のピルビン酸を作る。2分子のピルビン酸はクエン酸回路で、2分子のATP、8分子のNADHそして2分子のFADH$_2$を作る。合計で、ATPが4分子、NADHが10分子、そしてFADH$_2$が2分子できることになる。

　電子伝達系でNADHは3分子のATP、そしてFADH$_2$

は2分子のATPを作るので、生成するATPの合計は 4+10×3+2×2=38 分子になる。

しかし、これは理論的な最大値であり、実際にはそれほど能率は良くないと考えられている。例えば、NADHおよび$FADH_2$から作られるATPが各々2.5そして1.5分子程度になるとすると、グルコース1分子当たり32分子のATPが作られることになる。せいぜい30～32分子のATPしか得られないだろうと考えられている。

1分子のATPのリン酸結合の開裂によって得られるエネルギーは30.5kJ/molであるので、32分子相当では976kJ/molである。一方、グルコースを純粋に化学的に燃焼した場合は、1分子あたり2805kJ/molのエネルギーが得られる。したがって、私たちはグルコースの全化学エネルギーの3分の1程度を、ATPのエネルギーとして利用することができる勘定になる。

このエネルギーの獲得という重要な役割の大部分を、私たちの細胞に共生しているミトコンドリアに委託しているということになる。もしミトコンドリアが私たちの細胞に寄生しなかったら、私たちは1分子のグルコースからわずか2分子のATP（61kJ/mol）しか得ることはできない。ミトコンドリアはエネルギー担当の子会社であるが、この子会社なしには親会社の存続はない。

第5章
体内で分子を変換する

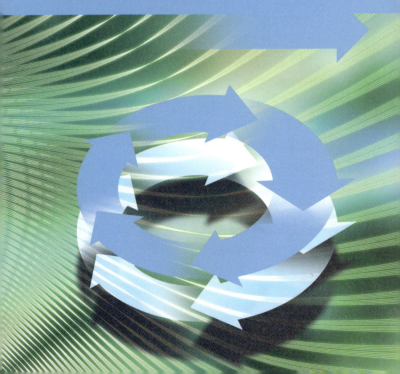

私たちの体内では様々な化学反応が起きており、それらが正常に働かないと生命活動は維持できない。これらの反応はすべて「酵素」という、タンパク質でできた分子によって行われる。第4章では、エネルギー（エネルギー通貨）を生産する酵素の働きと構造を見てきた。それ以外にも、実に多彩な酵素が私たちの体の中で働いている。

　私たちの生命活動にはいろいろな分子が必要である。その中のあるものは別の分子から合成されたり、変換されたりして体内で作られる。そのための分子加工を行う酵素が、私たちの体の中ではたくさん働いている。この章ではそうした酵素のいくつかについて、それらの働きと構造について見てみたい。

5-1　酸化還元反応を行う酵素

　私たちの体の中では、数多くの有機および無機化合物の酸化還元反応が行われており、これらの反応を行う酵素もたくさんの種類がある。しかし、ここでは3種の酵素についてのみ述べるにとどめる。

　化学反応は、基本的に両方向に起こる。つまり酸化反応の逆反応は還元反応であり、酸化反応を触媒する酵素は、条件しだいでは、還元反応に転じることができる。酸化還元に関与する酵素を**オキシドレダクターゼ**（酸化還元酵素）と言い、反応の様式などにより**デヒドロゲナーゼ**（脱水素酵素）、**レダクターゼ**（還元酵素）、**オキシダーゼ**（酸化酵素）などに分類される。

　デヒドロゲナーゼは基質から水素原子を取り去る反応を

進ませる酵素であり、水素原子の受容体(レセプター)が酸素の場合にはオキシダーゼと呼ばれる。反応が基質に水素原子を付加する方に偏っている場合にはレダクターゼと呼ばれる。

■アルコールデヒドロゲナーゼ

　アルコールデヒドロゲナーゼは肝臓にあり、アルコールを酸化してアルデヒドに変化させる。その際、NAD^+をNADHに変換する。第4章で見たように、NADHはATPの原料であるので、この酵素はアルコールからエネルギーを生み出すことになる。日本酒、ワインなどのいわゆるアルコール飲料を飲むのは、エネルギーを補給するのが主たる目的ではないが、結果的に3分子のATPがアルコール1分子から生産される。グルコースほどではないが、立派なエネルギー源である。この酵素はお酒を飲まない人には必要ないように思えるが、私たちの腸にいる細菌がアルコールを作っているので、だれでもアルコールデヒドロゲナーゼはもっている。

　世の中にはアルコールに強い人と弱い人がいるが、それは個々人によってこの酵素の働き(酵素活性)が異なるためである。日本人と西洋人を比較した場合、日本人ではこの酵素活性が高いため、一般的に日本人の方が早く酒に酔いやすい。この酵素の働きで生じるアセトアルデヒドは非常に有害な化合物であり、これが悪酔いの原因分子である。私たちの体の中では、アセトアルデヒドは別の酵素の作用によって酢酸に変わり、酢酸はさらにエネルギーの生

産に使われることになる。

　普通、酵素は反応する相手の分子を厳しく区別する。この基質特異性のお蔭で、生体内の反応は整然と間違いが少なく進む。ところがアルコールデヒドロゲナーゼは比較的いい加減な酵素で、アルコールであればエタノールでなくても、それに対応するアルデヒドに変換してしまう。したがって、もしメタノールが体内に入ってくると、ホルムアルデヒドに変えてしまう。

　ホルムアルデヒドを水に35.0〜38.0パーセント溶解したものがホルマリン溶液で、防腐用、消毒殺菌用に使われる。さらにホルムアルデヒドは強いタンパク質凝固作用をもっているので人に対する毒性は高く、皮膚や粘膜を侵し、ガスを吸入すると咽頭炎や気管支炎などを起こしてしまう。

　ホルムアルデヒドの作用は、私たちの視覚を制御している重要なタンパク質であるオプシンにも大きな影響を与えるので、メタノールを飲むと視覚障害が起こる。第二次世界大戦の戦中戦後、エタノールが不足していた時代、メタノールを飲んで多くの人がその中毒による被害を受けた。無論、多く飲めば死に至る。

　図5-1に、ウマ由来のアルコールデヒドロゲナーゼの立体構造を示す。この酵素は2個のサブユニットからなり、それらの中央には5本のβストランドからなる平行βシートが2組反平行に並んでいる。その非常に長いオープンβシートの両側をαヘリックスが囲んでいるが、その数は比較的少なく、何となく頼りない。分子の上部と下部には、

第5章　体内で分子を変換する

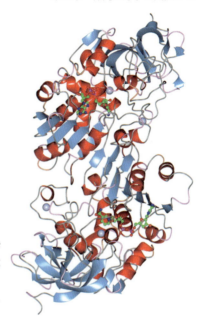

図 5-1　アルコールデヒドロゲナーゼの立体構造

亜鉛イオンを水色の球で、NAD^+ を球と棒で示す。

変形した β バレルがある。

　2つのサブユニットには大きなくぼみ（活性部位）があり、そこに NAD^+ 分子が結合する。この NAD^+ が酵素により NADH に変換される。NAD^+ 分子を球と棒で示す。NAD^+ 分子は平行 β シートの先端に結合する。平行 β シートの先端に補酵素が結合する例は多い。

　また各サブユニットには、2個ずつ亜鉛原子が結合している。1つは活性部位の奥まったところに、もう1つはループのところにある。活性部位の亜鉛は NAD^+ 分子と共同して、アルコールをアルデヒドに変換する。亜鉛がなけれ

ば、この反応は起こらない。

このように、私たちの体の中に含まれる微量の金属イオンは、非常に重要な役割を果たしていることが多い。さらにループ部分の亜鉛原子は、この部分の構造を保つために使われている。亜鉛はこの例のように、反応の触媒だけではなく、タンパク質の構造（働きと密接に関わっている）を固定する上でも、大切な役割を果たしている。

■炭酸デヒドロゲナーゼ

ビールやラムネの栓を抜いたり、クリームソーダのアイスクリームを勢いよくかき混ぜたりすると、二酸化炭素の泡が一気に出てくる。二酸化炭素が水に溶ける量には限りがあるので、圧力が下がったり、かき混ぜたりすると、溶けていられず吹き出てくる。私たちの組織細胞では、諸活動の結果、大量の二酸化炭素が作られ、それらは血液中を流れる。しかし、私たちが運動しても、「シュワッ」と炭酸ガスが吹き出ることなどない（「げっぷ」は別の原因である）。どうしてだろうか？　デヒドロゲナーゼの一種である**炭酸デヒドロゲナーゼ**という酵素が、上手にこの難問を処理してくれる。

炭酸デヒドロゲナーゼが、二酸化炭素と水から水に溶けやすい炭酸水素イオンを作り、二酸化炭素をどんどん血液に溶かしてくれるので、血液は二酸化炭素で泡立つことはない。酵素反応は基本的に逆反応も行えるとすでに述べたように、同じ炭酸デヒドロゲナーゼが、肺では逆に炭酸水素イオンを二酸化炭素と水に変換してくれるので、私たち

が息（気体）として二酸化炭素を大気中に放出することができる。

　第4章で述べたTIMが完璧な酵素であるように、この炭酸デヒドロゲナーゼも完璧な酵素の1つである。二酸化炭素と水があれば、瞬時に炭酸水素イオンに変えてくれるので、反応のスピードは二酸化炭素がどの程度水に溶けて、この酵素にたどり着くかだけで決まる。この酵素の手際よさのお陰で、私たちは能率的な呼吸活動ができるのである。

　酵素や化学で使う触媒は、「本来起こり得る反応」の進む速さを変えてくれるだけである。二酸化炭素と水を共存させれば、そのうち化学平衡によって、そのいくぶんかは炭酸水素イオンに変わる。しかし、「そのうち」とか「いくぶんか」では、私たちは死んでしまう。炭酸デヒドロゲナーゼは、化学平衡によって自然に起こるこの反応を、何と1000万倍もスピードアップしてくれる。この素晴らしい酵素の働きで、私たちは文字どおり「生き生き」と生活することができる。

　図5-2に炭酸デヒドロゲナーゼの立体構造を示す。ほとんどがβシートから成り立っている。分子の中央には反平行のオープンβシート構造があり、そこには大きな孔が開いている。ここが活性部位である。アルコールデヒドロゲナーゼと同様に、活性部位には亜鉛原子が1つありデヒドロゲナーゼの反応を触媒している。

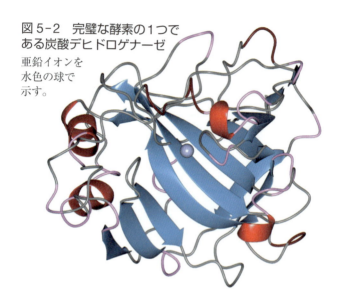

図5-2 完璧な酵素の1つである炭酸デヒドロゲナーゼ
亜鉛イオンを水色の球で示す。

■ジヒドロ葉酸レダクターゼ

　私たちは食物の中から種々の分子を取り込むために、タンパク質、炭水化物、脂質などは、まず消化しなければならない（第3章）。ビタミンは私たちの体内では合成できないので食物から取る。しかし、食物から取り込む分子が私たちの目的に合っていない場合には、体内でそれらの一部を変更しなければならない。

　テトラヒドロ葉酸（THF）は補酵素として働くので、私たちにとっては必須の分子である。補酵素がなければ、酵素は働くことができない。1つのC原子を有する原子団のことをC1単位と言うが、テトラヒドロ葉酸はいろいろなC1単位を転移させる酵素の補酵素である。例えば、可

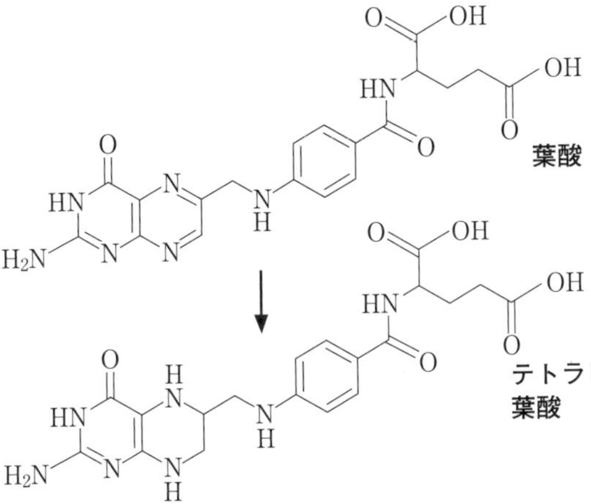

第5章　体内で分子を変換する

図 5-3　葉酸が還元されテトラヒドロ葉酸になる

逆的にL-セリンをグリシンに変換する、セリンヒドロキシメチルトランスフェラーゼの反応に必要な補酵素もTHFである。

　しかし私たちが食物から取り込むことのできるのは、テトラヒドロ葉酸ではなく、**葉酸**である。葉酸はビタミンB複合体の1つであり、緑黄色野菜や肝臓に含まれている。したがって、私たちは体内で葉酸をテトラヒドロ葉酸に転換しなければならない。葉酸はジヒドロ葉酸を経てテトラヒドロ葉酸に変換するが、この2つの反応を行うのが**ジヒドロ葉酸レダクターゼ**である。

　図5-3に葉酸からテトラヒドロ葉酸への変換を示す。2つの反応は還元反応である。

　図5-4にヒトのジヒドロ葉酸レダクターゼの立体構造を

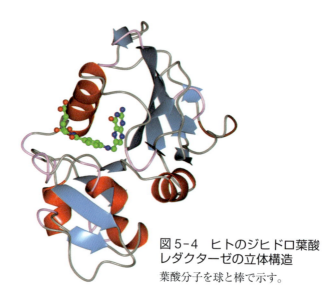

図 5-4　ヒトのジヒドロ葉酸レダクターゼの立体構造
葉酸分子を球と棒で示す。

示す。立体構造はオープンα/βシート構造をとっている。分子の中央部分には広く深い溝があり、ここに葉酸分子が結合して、ジヒドロ葉酸に変換される。葉酸分子は球と棒で示す。

　図5-5に、口腔カンジダ症の原因病原菌である真菌のカンジダ・アルビカンスからの、ジヒドロ葉酸レダクターゼの立体構造を示す。立体構造がヒトのものと非常に似ていることがわかるであろう。

　この図では、活性部位（葉酸分子が結合するところ）に抗真菌活性を示す化合物（球と棒で表現）が結合している。つまりこの化合物が結合すると、真菌は自分に必要なテトラヒドロ葉酸を体内で合成できず、死んでしまう。

第5章　体内で分子を変換する

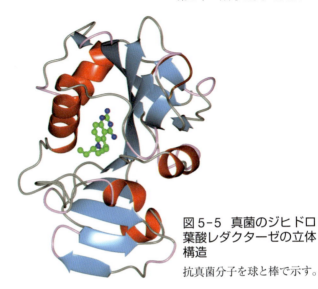

図5-5　真菌のジヒドロ葉酸レダクターゼの立体構造
抗真菌分子を球と棒で示す。

　ジヒドロ葉酸レダクターゼは真菌の生命活動にも必須の酵素であり、ヒトであろうと真菌であろうと、その体内ではこの酵素によって同じ化学反応が起こっている。

　このように、同じ反応を行う酵素分子は、下等、高等を問わず多くの生物で共通している。これは多くの酵素が生命進化のかなり初期段階で作られ、その後あまり改良されなかったことを意味する。このことは、酵素が目的によってはまだ改良の余地のあることを示す。実際に酵素を人工的に改変してみると、もとの酵素より優れた（人間にとって）性質のものができる場合がある。このように、人工的に酵素などのタンパク質を改良する技術は、**タンパク質工学**と呼ばれている。

5-2 アミノ酸や核酸を合成する酵素

ヒトの**必須アミノ酸**はリシン、バリン、ロイシン、イソロイシン、スレオニン、メチオニン、フェニルアラニンそしてトリプトファンである（幼児ではこれ以外に、ヒスチジンとアルギニンが必要である）。これらのアミノ酸は体内では合成できないので、必ず食物から摂取しなければならない。これ以外のアミノ酸は、体内でも別の原料から作ることができる。アミノ酸以外に、ヌクレオチドの合成なども私たちの体の中で行われている。

■グルタミン・シンターゼ

核酸塩基やアミノ酸を私たちの体内で生合成するためには、窒素が必要である。空気中の窒素や硝酸塩など、無機化合物中の窒素は利用しにくい。そこで、アンモニア分子がこの目的で使われる。ところが、アンモニアは私たちにとって有毒であり、そのままの形で体内を運ぶのは具合が悪い。しかし、別の分子にアンモニアを結合させて運べば安全である。

私たちの体の中ではアンモニアはグルタミン酸に結合し、グルタミンというアミノ酸の形で運ばれる。こうなればアンモニアはまったく安全に、体中のどこへでも運ぶことができる。アンモニアをグルタミン酸に結合しグルタミンを作る酵素を、**グルタミン・シンターゼ**（グルタミン合成酵素）と言う。

酵素反応は状況によっては逆方向にも起こると何度も述べたが、アンモニアは漏れてもらってはこまる。そこで、

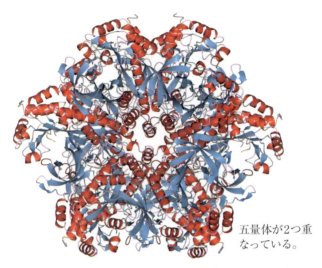

五量体が2つ重なっている。

図 5-6a　ヒトのグルタミン・シンターゼの立体構造

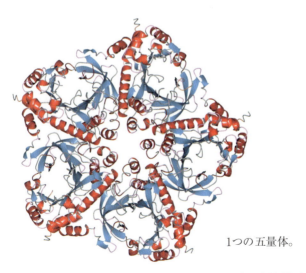

1つの五量体。

図 5-6b　ヒトのグルタミン・シンターゼの立体構造

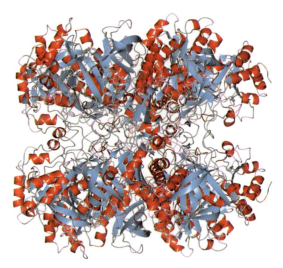

図 5-6c　ヒトのグルタミン・シンターゼの立体構造
2つの五量体が重なっている。図5-6aを横から見た。

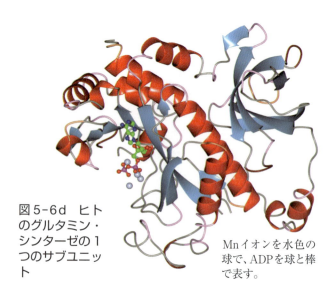

図 5-6d　ヒトのグルタミン・シンターゼの1つのサブユニット

Mnイオンを水色の球で、ADPを球と棒で表す。

第5章　体内で分子を変換する

アンモニアをグルタミン酸に結合させる反応には1分子のATPを消費させるようにし、間違っても逆反応が起こらないような工夫がなされている。

　ヒトのグルタミン・シンターゼの立体構造を図5-6aに示す。この酵素は5個のサブユニットが五角形に並び、それが2層重なった構造をとる。1層の立体構造を図5-6bに示す。これが2層重なった様子を横から見ると、図5-6cのようになる。図5-6dに示すように、各サブユニットはオープンα/βシート構造と、βバレル構造を含む複雑な立体構造をとる。各サブユニットにはマンガンイオンとADPが結合する。

■トリプトファン・シンターゼ

　私たちは**トリプトファン・シンターゼ**（トリプトファン合成酵素）をもっていないので、トリプトファンを体内で合成できない。ここでは、私たちの体の中の反応というより、分子機械としてのトリプトファン・シンターゼの仕組みの面白さを見ることにする。この酵素はトリプトファン合成の最後の反応を触媒する。

　バクテリアのトリプトファン・シンターゼは、2個のαサブユニットと2個のβサブユニットからなる。これらが四量体を作っている。図5-7に示すように、(1)αサブユニットはインドールを作り、(2)βサブユニットはインドールとセリンからトリプトファンを作る。

　図5-8にサルモネラ菌からの酵素の立体構造を示す。この図には四量体（$\alpha_2\beta_2$）の半分であるαサブユニット1

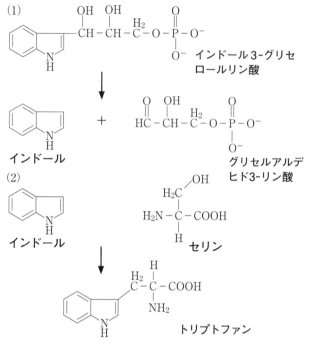

図5-7 2段階で起こるトリプトファンの合成

個と、βサブユニット1個を示す。αサブユニット（下）はβストランドとαヘリックスからなるα/βバレル構造をとっており、中央のくぼんだところで反応が起こる。βサブユニット（上）は複数の短いオープンα/βシート構造をとっており、その中央の溝のところで反応が行われる。

αサブユニットとβサブユニットが接する部分を見ると、そこには2つのサブユニットにまたがるトンネルが存

第5章 体内で分子を変換する

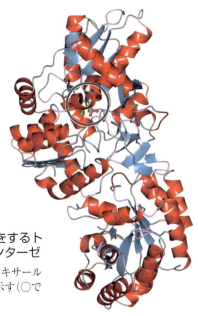

図5-8 流れ作業をするトリプトファン・シンターゼ

補欠分子であるピリドキサール5′-リン酸を球と棒で示す(○で囲んだ部分)。

在する。このトンネルは、インドールが十分に通れる大きさである。αサブユニットで合成されたインドールは、このトンネルを通りβサブユニットに直接送られるので、反応の効率が飛躍的に高まる。

　もしαサブユニットでできたインドールが、いったんこの酵素から離れ、再度βサブユニットに結合するとなると、効率が下がるのは目に見えている。トリプトファン・シンターゼは分子が流れ作業を行う装置であり、はるか昔から近代的な流れ作業を行ってきた、いわば流れ作業の元祖のようなものである。他の酵素の中にも、同じ方式をと

っているものが少なくない。神奈川で部品を作り、宮崎で組み立て、横浜港から輸出するような非効率的なことを生物はしない。

この図では、反応に必要な補欠分子である**ピリドキサール5′-リン酸**（球と棒で示す）が活性部位に結合している。補欠分子は酵素分子と結合している非タンパク質分子で、酵素の働きに必須の役割を果たす。

■チミジル酸シンターゼ

RNAはタンパク質合成の際に使い捨てされる、鋳型のようなものである。したがって、RNAを構成する4種類の塩基は大量に必要とされる。しかし、DNAは細胞の一生で1回しか作られない。DNAとRNAの塩基は1つだけ異なる。RNAのウラシルはDNAではチミンになっており、チミンはDNAを作るために必要である。チミンの供給を行うのが、**チミジル酸シンターゼ**である。

胸腺、胚、腫瘍組織など、細胞分裂が盛んな組織におけるこの酵素の活性は高い。したがって、増殖の速い腫瘍を死滅させる上で、格好の攻撃目標になりうる酵素である。

例えば、5-フルオロウラシルのような抗ガン剤は、この酵素の働きを邪魔することで、ガン細胞の増殖を阻止して抗ガン作用を示す。しかしこの例のように、生命活動に必須の場所を攻撃しないとガンも殺せない。この点がガンを抹殺できる薬の開発を困難にしている最大のポイントである。

図5-9にバクテリアのこの酵素の立体構造を示す。分子

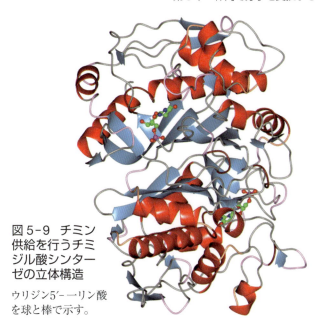

図5-9 チミン供給を行うチミジル酸シンターゼの立体構造

ウリジン5′—リン酸を球と棒で示す。

は二量体であり、各サブユニットのオープンβシートが、2つのサブユニットの境界でサンドイッチ状になっている。その外側をαヘリックスが補強している。サブユニットのほぼ中央に深い溝があり、そこが活性部位になっている。この図では、活性部位にウリジン5′—リン酸(球と棒で示す)が結合している。

5-3 分子を修飾する転移酵素

生体内では必要に応じて分子を修飾する必要がある。その際、分子内の特定の原子団を別の分子に動かすことがよ

く行われる。この反応を進ませる酵素が、**転移酵素（トランスフェラーゼ）**である。ここではトランスフェラーゼについて見ることにする。

■アスパラギン酸アミノトランスフェラーゼ

　オキサロ酢酸はクエン酸回路でエネルギーを生産する重要な中間原料である。したがって、この分子をクエン酸回路に供給すれば、エネルギー生産に利用できる。**アスパラギン酸アミノトランスフェラーゼはアスパラギン酸を変換してオキサロ酢酸を作る酵素である。**この酵素は次の反応を触媒する。

$$\text{L-アスパラギン酸} + \text{2-オキソグルタミン酸} \Leftrightarrow \text{オキサロ酢酸} + \text{L-グルタミン酸}$$

矢印は両方を向いている。この酵素は、また**グルタミン酸-オキサロ酢酸トランスアミナーゼ（略してGOT）**とも呼ばれる。アスパラギン酸アミノトランスフェラーゼは、**ビタミンB_6を酵素反応に利用している。**ビタミンB類は酵素反応を支える重要なビタミンである。

　図5-10にニワトリの酵素の立体構造を示す。分子は二量体で、大きなオープンα/βシート構造と、小さなオープンα/βシート構造をもっている。各サブユニットの中央の深い溝の中に補酵素であるビタミンB_6（ピリドキサミン・リン酸）が入っている。

　肝炎や心筋梗塞になると細胞内GOTは血液中に流れ出

第5章 体内で分子を変換する

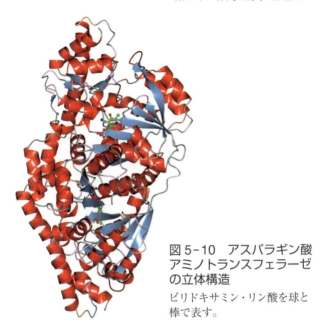

図5-10 アスパラギン酸アミノトランスフェラーゼの立体構造
ピリドキサミン・リン酸を球と棒で表す。

すので、これらの病気を診断するためには、血液中のGOTの濃度を測ればよい。このように、酵素は病気の診断にも用いられている。

これからますます高齢化した社会になるが、病気は治療よりもまずその早期発見が重要である。早期に異常を発見できれば、病気を未然に防げる。薬の開発や治療の技術には膨大なお金が使われるにもかかわらず、早期診断のための技術開発にはあまり研究・開発費が使われていない。何とも不思議な話である。

5-4 タンパク質分子の形を決める
■立体構造はオートマチックにできるのか

これまで、タンパク質の非常に巧妙な立体構造と働きとの関係について述べてきた。決められた立体構造をとらなければ、それらのタンパク質は働くことができない。

それでは、このような凝った立体構造はどのようにして作られるのだろうか？ リボソームでアミノ酸がつながり、タンパク質の鎖が紡がれる。鎖ができると同時に、それらは運命付けられた立体構造を直ちにとるのだろうか？ それとも、何か魔法の言葉や特殊な機械が立体構造を作る上で必要なのだろうか。

タンパク質がどのようにして立体構造をとるのかについては、実のところまだわかっていないことが多い。一時、DNAに書かれたアミノ酸の並び方の情報さえ与えれば、立体構造も求められると考えられたこともあった。つまり、アミノ酸の並び方の中に、立体構造を決めるキーワードが既に隠されている、ということである。

この可能性がまったくないわけではないが、立体構造を決める別の因子もいろいろ見つかってきており、立体構造ができ上がる過程は必ずしも単純でないことがわかってきている。したがって、タンパク質の立体構造がどのように組み立てられるのかについては、今はまだはっきりしたことが言えない段階である。

しかし特定の立体構造を作り上げるために、いくつかのタンパク質が重要な働きをしていることがわかってきている。ここでは立体構造を調整する2種類のタンパク質につ

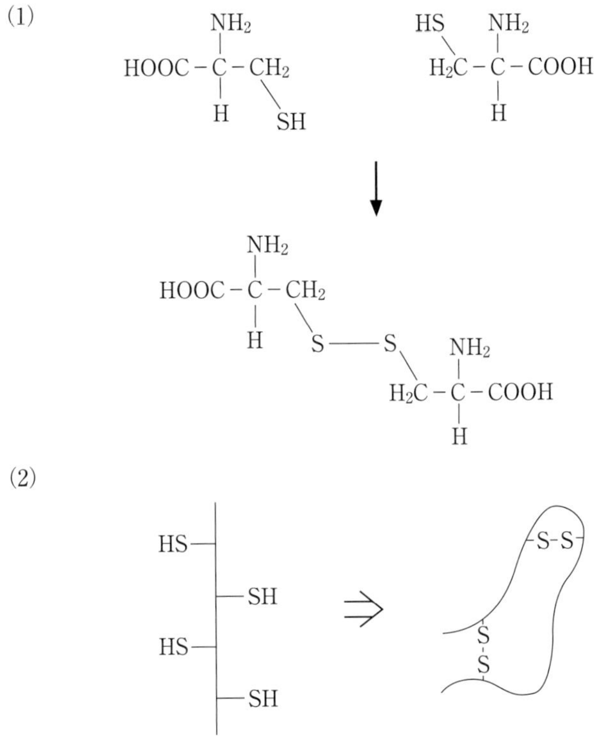

第5章 体内で分子を変換する

(1)

(2)

(1) 2つのシステインの酸化によるジスルフィド結合の形成
(2) タンパク質の中でのジスルフィド結合による構造形成

図5-11 ジスルフィド結合

いて、その働きを見てみたい。

■ジスルフィド結合形成タンパク質
　アミノ酸の1つに、システインがある。システインは

SH基をもつ。2つのシステインが近くにあり酸化されると、図5-11(1)に示すように、S-Sという結合（**ジスルフィド結合**）ができる。

　タンパク質はリボソームで紡がれる時には枝わかれのない1本の鎖なので、比較的自由に折り曲げることができる。しかしS-S結合ができるとこの部分で固定されるために、タンパク質の鎖の自由度は大きく制限される（図5-11(2)）。したがって、タンパク質の中に複数のシステインがある場合は、S-S結合を作る場所を間違うと、まったく別の構造ができ上がってしまう。

　人工的にタンパク質を作る場合に、アミノ酸を特定の配列で並べることはさほど難しくないが、特定のシステインの間にS-S結合をきちんと作るのはなかなか難しい。この難事業を担当しているタンパク質が、**ジスルフィド結合形成タンパク質**である。このタンパク質は、立体構造を形作る前のタンパク質中のシステインを認識して、適切なS-S結合を作ってくれる。その際、自分自身の表面にある活性のS-S結合を活用する。立体構造の構築の中でも、S-S結合を作る過程はとてもデリケートなので、慎重に作業は進められる。

　図5-12に、バクテリア由来のジスルフィド結合形成タンパク質の立体構造を示す。オープンα/βシート構造をとっており、βシートの片面にあるαヘリックスはシートにほぼ垂直になっている。S-S結合の架け替え作業を行う活性部位は、図の右側にある大きな溝である。

　活性部位には2つのシステイン（Cys30とCys33）があ

第5章　体内で分子を変換する

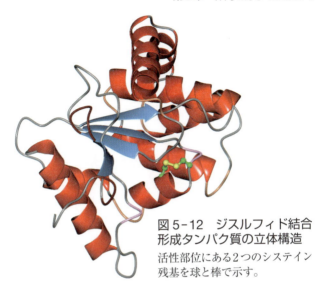

図5-12　ジスルフィド結合形成タンパク質の立体構造
活性部位にある2つのシステイン残基を球と棒で示す。

り、作業を行う。図に示すように、2つのシステイン残基はジスルフィド結合を形成している。このジスルフィド結合が還元されて（切断されて）SH基に戻るとともに、相手のタンパク質上の2つのシステイン残基のSH基間に、ジスルフィド結合が形成される。

■プロリン・シス-トランス・イソメラーゼ

　大部分のタンパク質は丸まった立体構造をとる必要があるので、ペプチド鎖をどこかで折り曲げなくてはならない。グリシンはペプチド鎖を折り曲げることができるが、柔らかすぎてその部分が「ふにゃふにゃ」になるので構造が定まらない。構造を固定し、ペプチド鎖を曲げるのに適

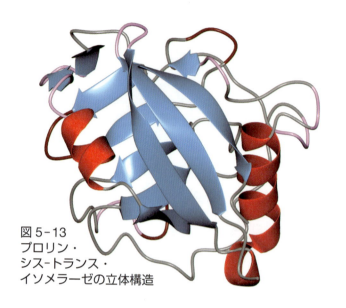

図5-13
プロリン・
シス-トランス・
イソメラーゼの立体構造

している部品はプロリンである。

　プロリンは20種のアミノ酸の中で唯一、シスおよびトランスのペプチド結合をとり得る（1-3節参照）。トランスでは折り曲がりは穏やかであるが、シスになると鋭く折り曲がる。タンパク質の中で、プロリンはどちらかの構造をとらなくてはならない。正確な立体構造をとらないとタンパク質は働けないので、これは重要な問題である。

　プロリンのシスとトランスを制御する酵素が、**プロリン・シス-トランス・イソメラーゼ**（異性化酵素）である。この酵素は必要な場所のプロリンの立体構造を変える作業を行う。プロリンのシス-トランスを変えると、タンパク質の立体構造が大きく変わるので、立体構造変換によ

りタンパク質の性質を変える場合にも、この酵素は重要な役目を果たす。

図5-13にヒトのプロリン・シス-トランス・イソメラーゼの立体構造を示す。重要な役割を担っているにしては小ぶりのタンパク質で、165個のアミノ酸から成り立っている。2枚のオープンβシートがほぼ直交して重なっており、1本ずつのαヘリックスが、これまた互いに直交する形でβシートの両側を固めている。分子の片側には、長いループ部分が折り畳まれて存在する。この酵素はタンパク質の立体構造を正しく保つ(すなわち働きを正常に保つ)上で重要であるため、ほとんどすべての細胞にある。

5-5　リン酸結合を操作する分子

ATPなどのリン酸結合を操作するために、特殊な酵素がいくつか用意されている。ここでは2つの酵素について、その働きと構造を見てみたい。

■ヌクレオシド二リン酸キナーゼ

核酸やタンパク質の生合成だけでなく、多くの生体内反応では、ATP以外のヌクレオチド三リン酸が必要になる。DNAの合成には、当然のことながらATP以外にも、CTP(シチジン三リン酸)、GTP(グアノシン三リン酸)、TTP(チミジン三リン酸)が必要であり、RNAの合成にはUTP(ウリジン三リン酸)が必要である。

私たちの体の中のエネルギー通貨であるATPは多量に合成されるので、これらの他のヌクレオチド三リン酸は、

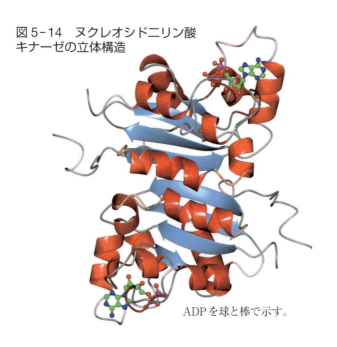

図5-14 ヌクレオシド二リン酸キナーゼの立体構造

ADPを球と棒で示す。

ATPのリン酸を使って作られる。ほかのヌクレオチド二リン酸をNDP、三リン酸をNTPで表すと、その反応は次式のようになる。

$$ATP + NDP \Leftrightarrow ADP + NTP$$

反応は可逆反応であるが、原料と生成物の形があまり変わらないので、平衡定数は中性条件ではほぼ1.0である。

　この反応を触媒するのが、**ヌクレオシド二リン酸キナーゼ**という酵素である。**キナーゼ**という名前は、ヌクレオチ

ド三リン酸の末端のリン酸基を、他の分子に転移させる酵素一般に使われる。ヌクレオシド二リン酸キナーゼの作用は極めて重要なので、微生物から高等動物まで広く見られる。

図5-14に真菌由来のヌクレオシド二リン酸キナーゼの立体構造を示す。この酵素は六量体からなっているが、ここには二量体の部分だけを示す。

各サブユニットは、オープンα/βシート構造をとっている。片側のαヘリックスはβシートにほぼ平行で、一方のαヘリックスはほぼ垂直になっている。この図ではβシート、αヘリックス、そしてループ部分で囲まれる深い溝に、ADP分子（球と棒で示す）が結合している。ATPはそのリン酸部分を活性部位にあるヒスチジン残基に結合させ、ADPに変わって酵素から離れる。そこにNDPが結合して、ヒスチジンからリン酸を渡されNTPに変換される。

■アデニル酸キナーゼ

ATPからエネルギーを取り出すためには、通常ATPの末端のリン酸基を開裂させADP（アデノシン二リン酸）と1個のリン酸（**オルトリン酸**）に分解するが、AMP（アデノシン一リン酸）と2個のリン酸からなる**ピロリン酸**に開裂する場合もある。

後者の場合、ピロリン酸は速やかに分解するので、その分のエネルギーも活用することができる。ピロリン酸は**無機ピロフォスファターゼ**という酵素で分解される。脂肪を消化する際など、前者の分解で得られるエネルギーでは足

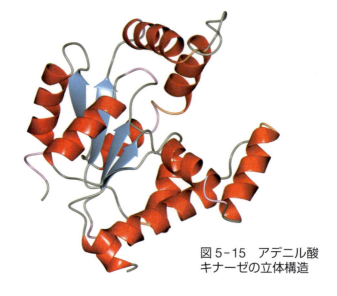

図5-15 アデニル酸キナーゼの立体構造

りない場合に、よりエネルギーの高い後者の分解が行われる。解糖系、クエン酸回路、そして電子伝達系の酵素は、前者の反応を行うように作られているので、ピロリン酸を利用できない。

ピロリン酸を活用するために、特別に用意されている酵素が**アデニル酸キナーゼ**である。この酵素はATPのリン酸をAMPに移し、2分子のADPを生成する。ADPは通常のエネルギー産生系に入れる。

ブタのアデニル酸キナーゼの立体構造を、図5-15に示す。分子構造はオープンα/βシート構造をとっている。分子の上部に大きく深い溝があり、ここが活性部位になっている。

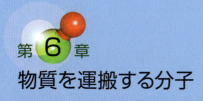

第6章
物質を運搬する分子

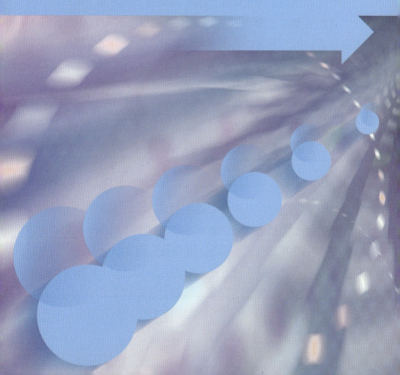

血液は私たちの体の中に張り巡らされた血管の中を循環して、酸素を組織に運ぶ。このように必要に応じて物質を供給する仕組みが、体の中ではとても能率的に働いている。多過ぎないように、また少な過ぎないように。

この章では、そうした物質の輸送を担当しているいくつかのタンパク質の働きと、それらの構造について見てみたい。

6-1 酸素の運搬
■ヘモグロビン

酸素は私たちの生命活動に必須の分子である。私たちは空気から酸素を取り込み、血液を通じて各組織に分配する。あいにく酸素はあまり水に溶解しないので、炭酸デヒドロゲナーゼのところで話したように、何らかの形で水に溶けるようにしなければならない。この働きをしているのが、**ヘモグロビン**というタンパク質である。

ヘモグロビンは酸素が豊富にある肺では直ちに酸素を捕らえ、酸素の不足している組織では速やかに酸素を放出する。ヘモグロビンは赤血球細胞によって運ばれる。赤血球細胞はヘモグロビンの運搬だけに特化した細胞で、自分で増殖するなどの、一般的な細胞がもっている基本的な機能をほとんど失っている。細胞とは名ばかりで、ヘモグロビンをぎゅうぎゅうに詰め込んで酸素を運ぶ「タンクローリー」である。

どのくらいの酸素を運ぶことができるのだろうか？ 1 mlの血液には、1 cm^3 の空気に含まれる酸素と同じ量の

酸素を含むことができる。ちょうどパイプを体中に張り巡らして、肺からの圧力でエアレーションをしているようなものである。

 ヘモグロビンの賢さは、単にたくさんの酸素を組織に送り込むことだけではない。組織での酸素要求量に合わせて、酸素を供給できるのだ。二酸化炭素の濃度が高い組織では酸素を離しやすく、二酸化炭素の濃度の低い肺では酸素と結合しやすい。また、酸素の着脱をスムーズにする仕組みも備わっている。ヘモグロビンは高度に進化した分子機械である。

 ヘモグロビンはα鎖とβ鎖という、非常に類似したサブユニットが各々2個ずつ集合した合計4個のサブユニットからなるタンパク質で、各サブユニットに1つずつヘム（シトクロームのところで述べた）をもっている。つまり、ヘモグロビンは4個の鉄をもっており、この鉄に各1分子の酸素が結合するので、ヘモグロビン1分子当たり4個の酸素分子を結合することができる。4個のサブユニットが一組になっていることには、何か理由があるのだろうか？　実は大ありなのである。

 1つのサブユニットのヘムに酸素分子が結合すると、4個のサブユニットの構造が微妙に変化し、2番目の酸素が付きやすくなる。2番目の酸素が結合すると3番目が付きやすくなり、3番目の酸素が結合すると4番目が付きやすくなる。逆に、4個結合した酸素のうち1つが外れると2番目の酸素が外れやすくなり、2番目の酸素が外れると3番目が外れやすくなり、3番目が外れると4番目が外れや

すくなる。酸素の着脱でサブユニットの構造と、複数のサブユニット間の相対関係が微妙に変化することで、このような現象が起こる。これを**アロステリック効果**と言い、ヘモグロビンのようなタンパク質を**アロステリック・タンパク質**と言う。

　ヘモグロビンのX線解析を行ったペルツが、科学雑誌「サイエンティフィック・アメリカン」の記事の中で、ヘモグロビンの作用を聖書の言葉で形容したことがある。

「金持ちはより金持ちに、貧乏人はより貧乏に」

　大規模店舗には、個人経営の店舗はかなわない。これは資本のアロステリック効果の1つだろう。自由競争とは言いながら、弱肉強食である。この状態は、ヘモグロビンの作用に見られるように、自然界で見ると別に不思議な現象ではないが、人間の社会においては何か大きな問題をはらんでいるような気がする。

　さて話を戻すと、ヘモグロビンは4つのサブユニットをもっているために、非常に効率的に大量の酸素の着脱を行うことができる。

　図6-1aに、4つのサブユニットからできている、ヒトのヘモグロビン全体の立体構造を示す。αサブユニットをシアン（青緑）、βサブユニットを紫で示した。図6-1bにはαサブユニット（左）およびβ（右）サブユニットを各々1つずつ示す。

　各サブユニットの中央には、ヘムと呼ばれる補欠分子族の1つが結合する。ヘムはタンパク質ではない有機化合物であり、その化学構造を図6-1cに示す。ヘムは分子中央

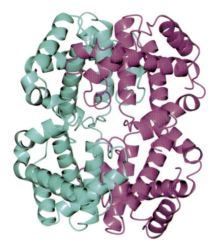

図 6-1a　ヘモグロビンの立体構造

αサブユニット：シアン（青緑）、βサブユニット：紫。

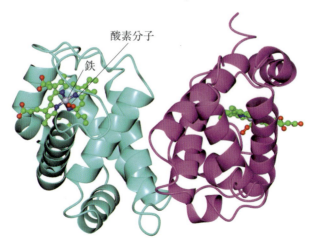

図 6-1b　ヘモグロビンのαおよびβサブユニット

αサブユニット：シアン（青緑）、βサブユニット：紫、ヘムを球と棒で示す。

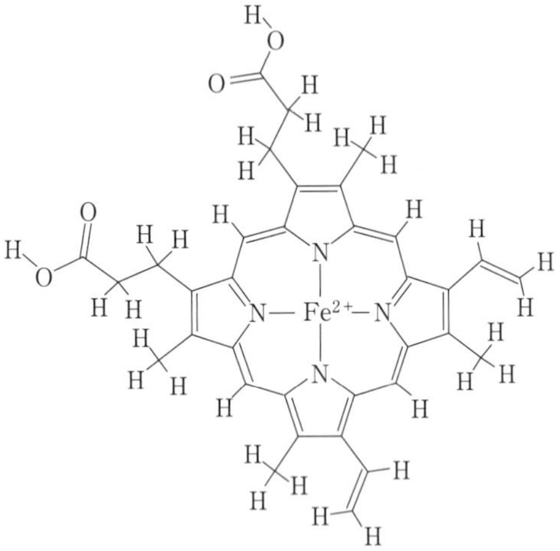

図6-1c　ヘムの化学構造式

に鉄原子をもち、その周りにあるポルフィリン環の4個の窒素原子が鉄原子に配位結合した錯体である。

　ヘムは長さがまちまちな8本のαヘリックスによって取り囲まれている（図6-1b）。このようにαヘリックスのみからなる構造は、**グロビン構造**と呼ばれる。同様にヘムをもち主としてαヘリックスからなるシトクロームとは、非常に異なる立体構造をとっている。

　図6-1dにヘムの様子をもっとわかりやすく示す。中央の大きな球は鉄原子を示す。この構造は酸素分子を結合した状態なので、鉄原子上にダンベル状の酸素分子（O_2）が結合している。酸素分子を直接見ることはなかなかできないので、興味深い図である。鉄原子以外の部分を**ポルフ**

第6章　物質を運搬する分子

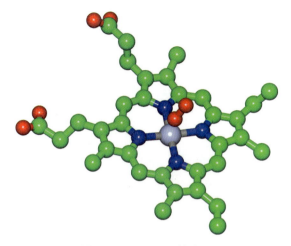

図6-1d　ヘムの拡大図
中央のグレーの大きな球が鉄原子を示す。鉄原子に結合する赤の球が酸素原子を表す。

ィリンと言う。ポルフィリンはヘムを作る骨格構造である。

　赤血球中のヘモグロビンの濃度は非常に高く、340mg/mlにおよぶ。これはヘモグロビンの結晶中に含まれるヘモグロビンの濃度に匹敵する。この濃度だと、赤血球中のヘモグロビン同士の距離は、平均で10Åしか離れていないということになる。ヘモグロビン分子が約50×50×65Åの楕円体であることを考えると、いかにお互いが近接しているかがわかる。赤血球中で、ヘモグロビンは文字どおりぎゅうぎゅう詰めになっている（図6-1e）。したがって、ヘモグロビン分子の表面に異常が起こると、過密状態

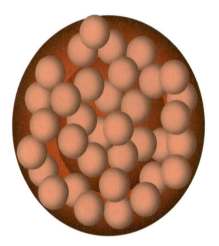

図6-1e 赤血球に詰め込まれたヘモグロビン分子（模式）

の赤血球中に大きな影響が出てしまう。

■鎌形赤血球貧血症

　鎌形赤血球貧血症はアフリカなど熱帯地方に見られる病気で、ヘモグロビンの分子表面の異常によって引き起こされる、正に**分子病**（タンパク質分子の遺伝的異常による疾病）の1つである。

　図6-1fに、分子表面にあるβサブユニットの6番目の残基を球と棒で示した（○で囲んだ部分）。この残基は通常は親水性のグルタミン酸であるが、鎌形赤血球ではバリンという疎水性のアミノ酸に変化している。分子が密に集合すると、この疎水性のアミノ酸残基は別の分子の疎水性のアミノ酸残基と疎水相互作用をして、より強く集合しよ

第6章 物質を運搬する分子

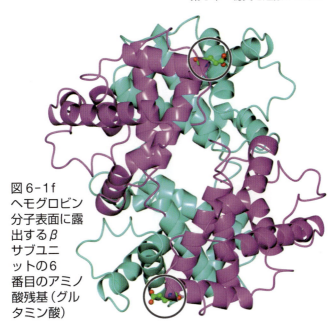

図6-1f ヘモグロビン分子表面に露出するβサブユニットの6番目のアミノ酸残基（グルタミン酸）

うとする。その結果、ヘモグロビンは塊になってしまい、それが貧血の原因になる。

このように、たった1つのアミノ酸の置換でもタンパク質の性質は大きく変わり、その結果もたらされる生物学的な影響には非常に大きなものがある。

■ミオグロビン

ミオグロビンはヘモグロビンの1つのサブユニットからなるので、ヘモグロビンの簡易版とも言える。したがって、ミオグロビンはヘモグロビンのように、さっさと酸素

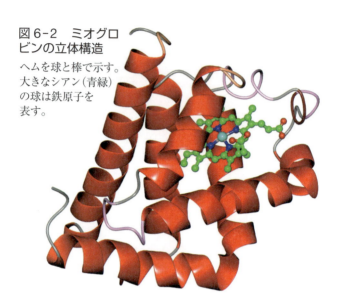

図6-2 ミオグロビンの立体構造

ヘムを球と棒で示す。大きなシアン(青緑)の球は鉄原子を表す。

分子を捕らえたり、離したりすることはできない。

　ミオグロビンの役目は、主に筋肉中での酸素分子の貯蔵である。イルカ、クジラ、アザラシなどの水中に潜る哺乳類は大量の酸素分子を貯蔵しなければならないので、これらの動物の筋肉にはミオグロビンが特に多量に含まれる。これらの動物の筋肉が赤いのは、このタンパク質に由来する。

　図6-2にマッコウクジラのミオグロビンの立体構造を示す。前述したように、ミオグロビンの立体構造はヘモグロビンの1つのサブユニット構造とほとんど同じである。8本のαヘリックスが囲むくぼみに活性部位があり、そこにヘム(球と棒で示す)がある。ヘムの中の鉄原子が酸素分

子の着脱を行っている。

6-2　金属を運搬する分子

　私たちの体の中には、ごく微量の金属が含まれている。既にいくつかの酵素で見たように、それらは微量ながら重要な役割を果たしている。また前節で述べたように、酸素分子の運搬や貯蔵には鉄が特に重要な働きをしている。

■フェリチン

　鉄は私たちの体内でカルシウム、カリウム、ナトリウム、マグネシウムに次いで多量に使われている金属である（ただし金歯の人は除く）。それでも私たちの体の中には、せいぜい4g程度の鉄しかない。

　鉄は使われない時には、**フェリチン**というタンパク質の中に貯えられている。フェリチンは肝臓、脾臓、骨髄そして筋肉組織中に存在する、分子量が46万もの巨大タンパク質である。このタンパク質1個の中に、実に2000個の鉄原子を貯蔵している。フェリチンは24個のサブユニットがちょうどガスタンクのような構造を作り、その中空の内部に鉄を詰め込むのである。

　図6-3にウマのフェリチンを構成する1つのサブユニットの立体構造を示す。サブユニットは、長い4本のαヘリックスが並んで束になった構造をとる。

　この図には、鉄と結合できるプロトポルフィリンが結合する様子も示す。もちろん、このポルフィリン骨格の中央に鉄が結合するが、この図は鉄を結合しようと待ち構えて

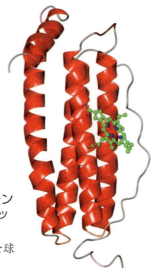

図6-3 フェリチンの1つのサブユニットの立体構造

プロトポルフィリンを球と棒で示す。

いるところである。フェリチンにはここ以外にも鉄と結合できる場所が複数存在し、1サブユニット当たりかなりの鉄を結合できる。

連続するαヘリックスは反平行になっており、4本のαヘリックスが束を作っている。このようなαヘリックス・バンドル構造は、興味深いことに、海産の環形動物がもっている酸素運搬タンパク質のミオヘムエリトリン（ヘムをもたない）や、電子伝達系のシトクロームなどの、鉄を含むタンパク質にも見られる。またフェリチンと同様に、大きな容器が必要なある種のウイルスの殻（コートタンパク質）を作るためにも、この4本のαヘリックス・バンドル構造のブロックが使われている。自然界は上手に部品を融

第6章 物質を運搬する分子

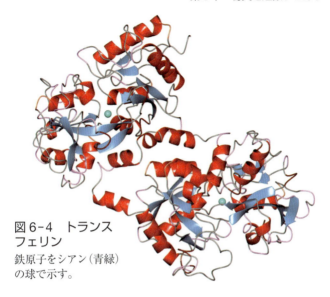

図6-4 トランスフェリン
鉄原子をシアン（青緑）の球で示す。

通しあっている。

■トランスフェリン

　フェリチンは鉄を貯蔵するタンクであり、小出しに鉄を運ぶ役目をしているのが**トランスフェリン**という分子量7万5000のタンパク質である。血清100ml当たり200〜350μgの鉄と結合できるだけのトランスフェリンがあるが、鉄と結合しているのはその約3分の1である。

　鉄イオンは遊離すると直ちに沈殿を起こしてしまうので、トランスフェリンが運搬するのである。傷みやすい「ナマモノ」を運ぶようなものである。鉄は私たちの体にとって非常に大切なので、極めて大切に扱われ、輸送され

る。血液中を流れるトランスフェリンは、細胞に鉄を届けると、再び循環して鉄を運ぶ「シャトル便」である。

図6-4にヒトのトランスフェリンの立体構造を示す。分子は大きく分けて2つのドメインからなり、ダンベルのような外形をしている。各ドメインはさらに2つずつの小ドメインに分かれている。各小ドメインはオープンα/βシート構造をとっている。小ドメインの間に大きな深い溝があり、そこに鉄原子（球）が1個ずつ結合している。

■ラクトフェリン

牛乳に含まれる**ラクトフェリン**というタンパク質もまた、鉄を強く結合する性質をもっている。しかしラクトフェリンはトランスフェリンと違って、鉄を運ぶのが主な役目ではない。少し横道にそれるが、ここでラクトフェリンの働きについて見てみよう。

ラクトフェリンは多くの哺乳類のミルクに含まれており、特にヒトの母乳中にはたくさん含まれる。このタンパク質は乳清タンパク質の20〜35パーセントを占め、初乳中の含有量が1ml当たり4〜10mgと、常乳中の含有量に比べて高いのは興味深い。これには意味がある。

ラクトフェリンはバクテリアを殺す抗菌性タンパク質である。いわゆる抗生物質とは異なり、ラクトフェリンは私たちの体が作る抗菌性の物質なので、ラクトフェリンの作用は体にやさしい。その抗菌作用によって、抵抗力のない乳児が授乳中に口からバクテリアに感染しないようにしている。タンパク質は消化器官で分解されるが、ラクトフェ

リンの素晴らしいところは、分解されてもなお、いやそれ以上に強い抗菌作用を示し腸内の菌を調整して、腸管の感染防御にも寄与することである。

　ミルクはやはり非常に素晴らしい栄養源である。最近では、ラクトフェリンは抗菌作用以外にも脂質代謝改善などの効果もあることが報告され、その幅広い機能が注目されている。

　当初ラクトフェリンの抗菌作用は、ラクトフェリンが鉄を吸収してしまうことで、バクテリアが繁殖できなくなるためと考えられていた。しかし、ラクトフェリンの一部の化学構造が抗菌作用を示す上で重要な役割を担っていることが明らかになっている。

　話を戻そう。ラクトフェリンは2つのサブユニットからなるタンパク質で、各サブユニットに1個ずつ鉄原子が結合する。図6-5にヒトのラクトフェリンの立体構造を示す。構造はトランスフェリンに非常によく似ている。2つのサブユニットは2つのドメインからなり、各ドメインはオープンα/βシート構造をとっている。2つのドメインの間には大きな溝があり、そこに鉄原子が結合している。ラクトフェリンとトランスフェリンが進化的にも近いタンパク質であることは、この構造からも明らかである。

■メタロチオネイン

　以上は、有用な金属である鉄を体内で運ぶ分子についての話であったが、金属には私たちの体にとって、必ずしもうれしくないものもある。

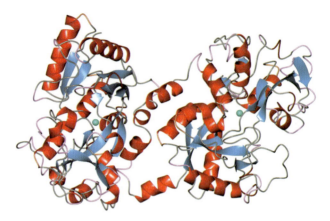

図6-5 ラクトフェリンの立体構造
鉄原子をシアン(青緑)の球で示す。

　カドミウムや水銀などは毒である。こうした金属を体の中で見つけると、掃除してくれるのが**メタロチオネイン**である。メタロチオネインは肝臓で有毒金属を掃除する役目をするとともに、亜鉛や銅のように有用な金属を貯え、これら有用金属を含むタンパク質を合成する場所まで運ぶという重要な役割も果たしている。

　メタロチオネインはアミノ酸61個からなる、分子量6000余りの小さなタンパク質である。このタンパク質の極めて大きな特徴はシステインの含有量である。タンパク質中の平均的なシステインの含有量は約3パーセントほどであるが、メタロチオネインではなんと30パーセントがシステインである。システインは金属と非常に相性の良いアミノ酸で、ぺたぺたと金属に結合する。

第6章 物質を運搬する分子

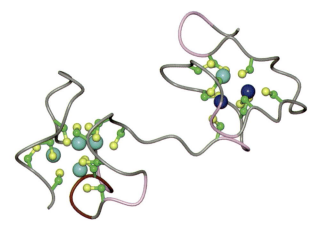

図6-6 メタロチオネインの立体構造
カドミウム：シアン（青緑）、亜鉛：青、硫黄：黄色。金属原子に結合するシステイン残基を球と棒で示す。

　図6-6にラットのメタロチオネインの立体構造を示す。メタロチオネイン分子中にははっきりした二次構造はない。この構造図では、5個のカドミウム（シアン（青緑））および2個の亜鉛（青）が結合している。細いタンパク質の枝に、たわわに金属がぶら下がっている。システイン残基は球と棒で示す。

6-3　ポーリン
■細胞膜
　ここで、再びミトコンドリアの話にもどる。
　バクテリアの細胞と動物の細胞の大きな違いの1つは、細胞膜にある。動物細胞では一重（細胞膜）であるが、バ

クテリアでは二重（細胞膜と細胞壁）になっている。バクテリアは過酷な条件下で、しかも単独で生活しなくてはいけない。そのため、外界に対して二重の壁を築いて自らを守っている。対して、動物細胞は比較的温和な環境で生活できるので、一重の壁で十分である。

さて、ミトコンドリアも二重の壁をもっている。この点からも、ミトコンドリアはもともと私たちの細胞に寄生したバクテリアである可能性を強く示す。二重膜の外側の膜（外膜）は防衛用のバリヤなので、強固にできている。したがって、その出入りは厳重にチェックされている。

大腸菌外膜は分子量が600以上の分子は通過できないようになっているが、ミトコンドリアの外膜は分子量約5000までの分子を通過させるようになっている。ミトコンドリアでは宿主（私たちの細胞）が十分に物質の管理をしているので、ゲートの出入りの管理が比較的寛容なのだろう。ミトコンドリアのゲートはNADHやピルビン酸などのクエン酸回路や電子伝達系の原料化合物は自由に通過できるが、内側のタンパク質は外には漏れないようになっている。

■ポーリン

では、こうした分子をどのように通過させているのだろうか？

有機化学の実験では、分子ふるい（モレキュラー・シーブ）というものを用いる。これはゼオライトという多孔性の無機物質からできており、その孔の大きさによって分子

第6章　物質を運搬する分子

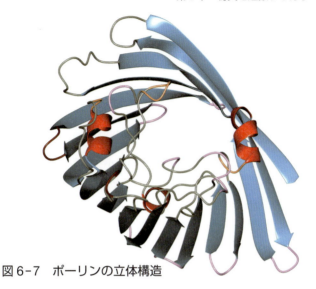

図6-7　ポーリンの立体構造

の大きさを選り分けることができる。小さい孔には大きな分子は入れない。簡単な原理である。ミトコンドリアやバクテリア（グラム陰性菌）の外膜には**ポーリン**というタンパク質があり、このタンパク質が「分子ふるい」の役目を果たしている。

ポーリンは三量体であり、大腸菌外膜では分子量3万7000のサブユニットが3つ合わさり膜内外の物質の通過路を作っている。

図6-7に大腸菌外膜から取ったポーリンの1つのサブユニットの立体構造を示す。ポーリンは見事なβバレル構造をとっている。つまり、βストランドは反平行に次々と並んで大きな円筒状の構造を作り、真ん中にはぽっかりと大

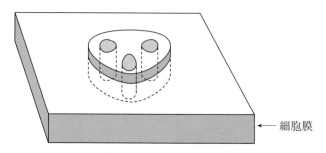

図6-8 細胞膜に埋まっているポーリン(三量体)

きな孔が開いている。孔の内部に、比較的長いループが円筒の内側に沿って二重の円筒構造を半分だけ作っていて、この部分の働きで分子の大きさを認識・調整しているものと考えられる。図6-8にポーリンが外膜に存在している模式図を示す。

6-4 K$^+$イオン・チャネル
■イオン濃度の調整

細胞の働きには、特定の無機イオン(例えば、K$^+$、Na$^+$、Ca^{2+}、Cl$^-$イオンなど)が重要な働きをしている。特に細胞の外側と内側のイオンの濃度差は、細胞の機能に非常に大きな影響を与える。例えば、通常、細胞内のK$^+$イオン濃度は細胞外より非常に高く調整されている。

細胞内外の無機イオンの濃度を調整するためには、内外を区切っている細胞膜を無機イオンが通過しなければならない。ところが細胞膜は油っぽい物質(脂質)の層、しかも細胞の内外に面した2枚の層からできているため、ここ

第6章 物質を運搬する分子

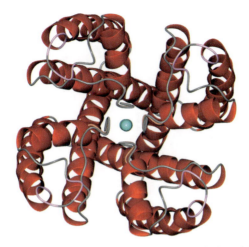

図6-9a バクテリア由来のK⁺イオン・チャネルの立体構造
K⁺イオンをシアン(青緑)の球で示す。

を水に溶けやすい(つまり、油に溶けにくい)物質の代表でもある無機イオンが通過することはできない。この問題を解決しているのが、**イオン・チャネル**と呼ばれる一群のタンパク質である。これらのタンパク質はポーリンと同様に細胞膜の中に埋まっており、文字どおり無機イオンの通過路を提供している。

■ K⁺イオン・チャネル

　図6-9aにバクテリア由来の**K⁺イオン・チャネル**の立体構造を示す。このタンパク質は、ほとんどαヘリックスからなる4個のサブユニットでできている。4個のサブユニ

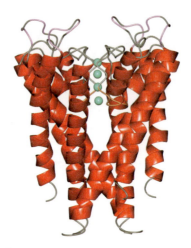

図6-9b　バクテリア由来のK⁺イオン・チャネルの立体構造
図6-9aを横から見た。K⁺イオンをシアン（青緑）の球で示す。

ットは花弁のような形を作っており、ちょうどその真ん中に大きな孔が開いていて、そこをK⁺イオンが通過できるようになっている。図6-9aでは中央の孔にK⁺イオン（球で示している）が入っている。図6-9bは、図6-9aを真横から見た様子を示す。

　4枚の花弁が漏斗状の筒を作り、その中をK⁺イオンが通過しやすくなっている様子がよくわかる。周りにある長いαヘリックス部分は細胞膜を貫通しており、中央の孔を通ってイオンは細胞膜を通過できるようになっている。K⁺とNa⁺イオンの大きさはあまり変わらないが、このチャネルは両者を厳しく選択することができる。Na⁺が誤って通過する割合は1万分の1である。

このようにして、細胞の内と外のK$^+$とNa$^+$イオンの濃度のバランスは厳密に調整される。細胞膜にあるイオン・チャネルは、すべてこのように非常に高い選択性をもっている。漫然と分子を通す孔ではない。

第7章 外敵から守るための分子防衛群

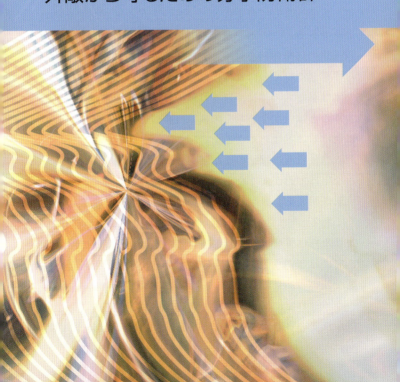

■体と防衛

　金利は低く給料は安い、税金と物価は高いなどなど、決して暮らしは楽ではない。本書の初版が出版された20年ほど前は、日本が隣国からの侵略の脅威を日常的に感じることはほとんどなかった。残念ながら最近では、頭上を飛ぶミサイルの危険性を意識せざるを得ない状況が増加している。しかしこうした状況になっても、現状では日本は世界的に見ても、最も平和な国の一つに属するだろう。

　こうした国の中に住む私たちは、意外と自分を守るという意識に欠けている。ちょうど宿主である私たちの細胞に、安心しきって身を任せている（？）ミトコンドリアのようである。この章で述べる外敵に対する私たちの体の二重三重の防衛体制を見ると、現状の日本のあり方に少なからず懸念を抱くのは私ばかりではないだろう。

　実は私たちの体は、日々外敵の侵略と戦っている。生存することは、すなわちこの戦いに勝つことを意味し、戦いに負けることは死ぬことを意味することが多い。ガンは言わば自分自身の細胞の反乱であり、その内政問題を解決できないほど力が弱くなると、とたんにバクテリアの猛烈な攻撃が始まる。無論バクテリアにとっても、死活問題の攻撃である。

　私たちは毎日ぼんやりと生きているように見えても、生きているという活動そのものがバクテリアなど外敵との壮絶な戦いの結果であることを、時には再確認する必要があろう。それでは、どのような防衛体制が私たちの体の中で敷かれているのか、どのような分子がそれに関与している

第7章 外敵から守るための分子防衛群

のかを、以下、見ることにする。

7-1 外敵を破壊する使命を帯びた分子
■**免疫系**

私たちの体の表面は、いつもバクテリアやウイルスにさらされている。コップに注いだ牛乳を空調の効いていない部屋に数時間も放置すれば、その中は繁殖したバクテリアでいっぱいになる。ヨーグルトにしてくれる菌が繁殖すればいいが、たいていは悪玉の菌ばかりが繁殖する。

こうしたバクテリアやウイルスからの侵略に対する頼もしい防衛体制が免疫系である。ワクチンは潜在的な攻撃に備えた「迎撃ミサイル」とも言える。この防衛体制下で活躍するのが**白血球**である。

白血球の一種が異物を見つけ出し、そして**抗体**というタンパク質を産生してその異物を拘束し、隔離する。拘束された異物は、別の白血球によって破壊される。この仕組みが正常に作動している限り、たいていの外敵を撃退することができる。

■**抗体**

私たちは、まず外敵を認識しなければならない。このいちばん重要な役目を**抗体**が果たす。抗体は異物（**抗原**）を認識し、それに異物のレッテルを貼る。通常、抗体は私たち自身の分子はきちんと認識し、絶対に「粗大ごみ」などというレッテルは貼らない。しかしある種の病気になると、間違ってレッテルが貼られてしまうために、自分自身

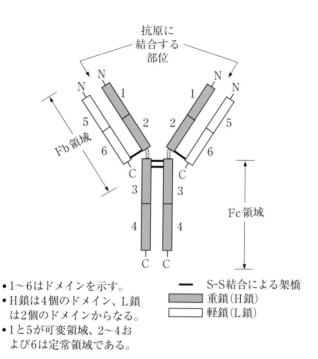

- 1〜6はドメインを示す。
- H鎖は4個のドメイン、L鎖は2個のドメインからなる。
- 1と5が可変領域、2〜4および6は定常領域である。

図7-1　抗体の模式図

を攻撃してしまうことがある。これが**自己免疫疾患**である。

　抗体の模式図を図7-1に示す。抗体全体はY字型をとっている。抗体は**免疫グロブリン**というタンパク質で、抗体を分子レベルで述べる時には、免疫グロブリンという言葉を用いることが多い。ここでは抗体と呼ぶことにする。

　抗体は大きく分けて、長さの異なる2種類のポリペプチド鎖からなっている。長い鎖を**重鎖**（**H鎖**）、短い鎖を**軽**

鎖（L鎖）と呼ぶ。H鎖は450〜575個のアミノ酸からなっており、L鎖は約220個のアミノ酸からなっている。2本のH鎖は向かい合い、その間はシステインによるS-S結合でつながっている。L鎖はH鎖に、やはりS-S結合でつながっている。

H鎖とL鎖には、抗体の種類によってアミノ酸の配列が異なるところと、抗体によらずほぼ一定のところがある。前者を**可変領域**、後者を**定常領域**と呼ぶ。図でわかるように、1つの抗体に可変領域は2つあり、1つの可変領域はH鎖とL鎖の一部からなり立っている。

可変領域は抗原（異物）との結合部位であり、ここで抗原を見分ける。抗原を見分ける部分が2つあることで、抗原を認識する正確さと強さが格段に向上している。

生物はこのような正確さを重んじる重要な場所ではコストを惜しまず、最良の方法を採用している。「安かろう悪かろう」的な部品の選び方は絶対しない。

可変領域は抗原に応じて変幻自在に変わることができるので、様々な抗原に対して抗体は対処できる。これが抗体の素晴らしいところである。軸のところが共通で、いろいろなサイズと形をもったねじに対応して、先端部分を替えることのできる「万能ドライバー」のようなものである。マイナス（−）のねじにはマイナス・ドライバー、そしてプラス（＋）のねじにはプラス・ドライバーといった具合に、ねじの形と大きさに合わせてドライバーの先を選ぶことができる。

抗体の各鎖は少数のS-S結合でつながれているので、分

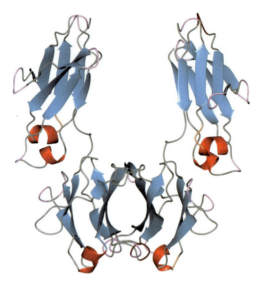

図7-2 ヒト抗体のFcの立体構造

子全体は比較的自由に変形することができる。抗体のこの柔軟性は抗原を認識する場合に非常に都合がよい。つまり、抗原の形や大きさに応じて最適な認識ができる。

　図7-1に示すように、H鎖のみからなる下の部分をFc、そしてH鎖とL鎖が張り付いている部分をFbと言う。パパイアに含まれるパパインという消化酵素で分解すると、FbとFcを切り分けることができる。

　図7-2にヒト抗体のFcの立体構造を示す。この部分は4つのドメインからなっており、どれも同じ立体構造をとっている。すなわち、2枚のβシートが反平行になって重なっている。この構造は抗体に特徴的に見られる構造なの

第7章　外敵から守るための分子防衛群

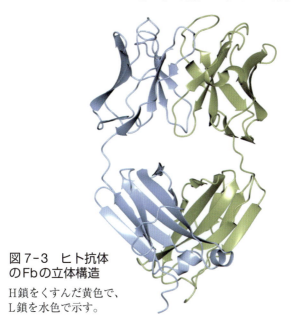

図7-3　ヒト抗体のFbの立体構造
H鎖をくすんだ黄色で、L鎖を水色で示す。

で、**免疫グロブリン・フォールド**と呼ばれている。

　図7-3にヒト抗体のFbの立体構造を示す。これは破傷風トキソイド（毒）に対して高い結合性をもつ抗体のFb部分である。この部分もやはり4つのドメインからなっていて、各ドメインは免疫グロブリン・フォールド構造をとっている。図で上の部分が可変領域であり、βストランドから伸びたループ部分が抗原（異物）を認識する手の役割をしている。L鎖（水色）から3本の指、H鎖（黄色）から3本の指、合計6本の指をもつ可変領域で、抗体は抗原を捕まえる。がっちりと確実に。

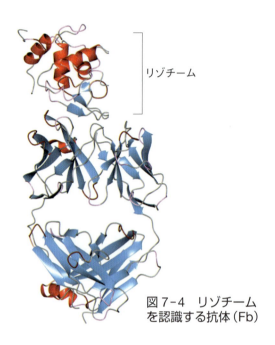

図7-4 リゾチームを認識する抗体（Fb）

　図7-4に、マウスの抗体（Fb）が抗原であるニワトリ由来のリゾチームというタンパク質（後出）を認識している様子を示す。可変領域のループがリゾチームを認識している様子がわかる。図7-5は溶媒露出表面で分子表面を表現した。図7-4とまったく同じ方向から見た図である。可変領域がリゾチーム分子の表面をしっかりと認識している様子がわかるであろう。

　このように、抗体は異物（抗原）をFbの先にある可変領域で確実に認識する。アミノ酸はたった20種類しかないのに、膨大な数の抗原を抗体は認識することができる。

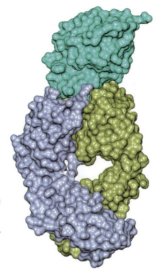

図7-5 リゾチームを認識する抗体（Fb）
溶媒露出表面で表現した。リゾチーム：シアン（青緑）、L鎖：水色、H鎖：くすんだ黄色。

実に驚くべき分子メカニズムである。

■ MHC

　ウイルスに「ずる賢い」という表現は当たらないが、私たちから見れば憎らしくて、感情的にはそう呼びたくなるほどウイルスは上手に生き延びている。エボラ出血熱、そしてエイズと、ウイルスの波状攻撃は私たちを安閑とさせない。

　ウイルスは単独では生きられず、私たちを宿主とする。しかし、ミトコンドリアのように共生するのではなく、私たちの細胞を完璧に植民地化する。略奪をし尽くしたとこ

ろで、別の植民地を探しに行く。1つの細胞に1つのウイルスが感染しても、次の植民地に向かう時には夥しい軍勢に膨れ上がっている。

　ウイルスは抗体に破壊されないように、隠密のうちにこの作戦行動をとる。しかし、私たちも負けてはいない。いま1つの細胞がウイルスに感染し、そして残念ながら、そこが植民地になってしまったとする。そこではウイルスの軍勢が植民地の資源を使って、膨れ上がろうとしている。この軍勢が植民地を離れ、私たちの体中にばらまかれてしまうと、万事休すである。

　感染した細胞は母国である私たちを助けるために、身を挺してこの作戦の阻止を図る。その細胞は増加を準備しているウイルスの軍勢が調達している物資の一部を分解して、そのウイルスの特徴となる印を見つける。具体的には、ウイルスが植民地で増産を開始したウイルス自身のタンパク質を分解して、それをペプチドにまで分解する。そしてこの目印ペプチドを細胞膜の外側に向けて、私たちの他の細胞がわかるように示してくれる。つまり、感染した細胞は必死の力で敵の一部を粉砕し、SOS信号を出すとともに、どのように憎っくき敵を倒すかのヒントを私たちに知らせてくれるのである。

　白血球の1つであるリンパ球はこの合図をすばやく見つけ、この印をもっている細胞や異物（ウイルス）の徹底破壊を全免疫系に指令する。もちろん必死に戦い、危険のメッセージを送った細胞は破壊される。潔い決断である。個が全体を守るために必死に戦い、そして全体は各個が少し

でも生き延びるように英断を下す。

　残酷に見えるが、この潔さがないと私たち自身の命が奪われてしまう。個は無論大事である。しかし、個だけの幸せだけを漫然と追求していると、全体が駄目になる。全体が駄目になれば、個という概念すらなくなる。個の幸せとは全体があってこそである。

　環境問題については、私たちの多くがそれに気がついてきている。地球上で暮らす以上、地球が地球でなければ話が始まらない。個の強い責任感と使命感が、何を旨とするかの基本理念がしっかりした全体の賢くも揺るぎない判断とかみ合ってこそ、生物は生き残れる。逆に、そういう生物しか生き残れない。現在の日本の状況は、過酷な環境の中で生き延びる生物の健気な生き様からすると、余りにいい加減としか言いようがない。

　感染細胞が必死でSOS信号を出す時に使う分子が、**MHC（主要組織適合性複合体）**である。MHCとはmajor histocompatibility complexの英字の頭文字を取ったものであり、訳語が長過ぎるので、簡単にMHCと呼ぶことが多い。この日本語名が示すように、MHCはこの分子の別の性質について付けられた名前である。後で、簡単にそのことについて触れる。

　さてMHC分子の立体構造を図7-6aに示す。このタンパク質は大きく分けて、3つのドメインからなっている。図の下部の左右のドメインは抗体の免疫グロブリン構造と非常に類似した立体構造をとっている。図7-6bに示すよ

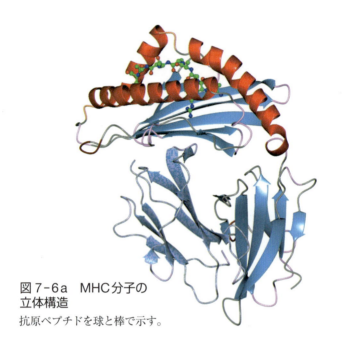

図7-6a　MHC分子の立体構造
抗原ペプチドを球と棒で示す。

うに、上部の構造はオープンβシートと、その片面にβシートとほぼ45°の角度で重なる2本のαヘリックスからなる。αヘリックスは大きく間隔をおいて配置されており、ちょうど「がま口」を開いたような形をしている。このがま口の中に、断片にしたペプチド鎖が見える（ペプチドは球と棒で示してある）。この抗原由来のペプチド鎖は2本のαヘリックスの間にがっちりと捕らえられており、このがま口ごと細胞膜の外側につき出て、リンパ球に抗原ペプチドの特徴を知らせてくれる。

　MHCはもともと自分の組織と他人の組織を区別するた

図7-6b　MHC分子の立体構造

図7-6aを上方から見た様子。

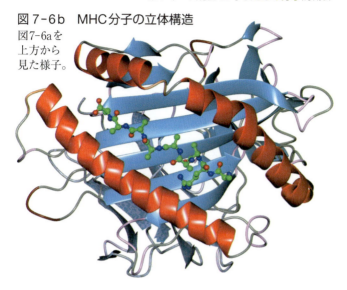

めのタンパク質であり、その働きからMHCという名前が付いた。皮膚や臓器の移植を行う場合、提供する側と提供される側（患者）のMHCが一致していないと移植された組織は異物と見なされ、免疫系に指令が回り、移植された組織が免疫の力で破壊される。

7-2　出血を防ぐ分子たち

血管は私たちの体の中の重要なユーティリティ・ラインである。そこを流れる血液は、エネルギー、空気、情報、そして防衛設備などの運搬媒体として、極めて重要な役割を果たしている。血管が少しでも損傷を受けたら、体の正常な機能に大きな障害を起こす。特に動脈は心臓で大きな

圧力をかけるので、ピンホールがあっても、詰まっても大惨事になる。したがって、文字どおり365日24時間体制で、このユーティリティ・ラインのガードをする必要がある。

ユーティリティ・ラインの防災体制は、複数の分子が担当している。複数の分子が担当するのは一見無駄なように見えるが、非常に重要な制御を行う上では有利であるとともに、下流に向かって命令信号の増幅が可能なので、「いざ」という緊急時の対応が速やか、かつ適正に行われるメリットがある。

■血液凝固の流れ

出血が起こると、まず**血小板**がとりあえず傷口の押さえを行うが、これでは十分でなく、血液凝固を担当する分子群に指令がでる。その大まかな流れを見てみよう。

トロンボプラスチンというタンパク質が、血管外部の細胞に常時スタンバイしている ⇒ 血管に損傷が起こり、血液がトロンボプラスチンに触れるとアラームが鳴る ⇒ トロンボプラスチンは**血液凝固第Ⅶ因子**というタンパク質のスイッチをオン（活性化）にする ⇒ スイッチが入った血液凝固第Ⅶ因子は、今度は**血液凝固第Ⅹ因子**というタンパク質のスイッチをオンにする ⇒ 活性化された血液凝固第Ⅹ因子（これを第Ⅹa因子と言う）は、プロトロンビンというタンパク質の一部を切り取り、**トロンビンを作る** ⇒ そして最後に、トロンビンが

第7章　外敵から守るための分子防衛群

フィブリノーゲンと呼ばれる長細いタンパク質の一部を切り取り、これを活性化させる ⇒ 活性化で生じた**フィブリン**は非常に接着性が高く、互いに結合しあって丈夫な網目状の構造を作り、このバリケードが血液の流出を止める。

このように、次々にスイッチが押されて進んでいく反応を**カスケード反応**（簡単に**カスケード**）と言う。

私たちの体の中では、大事な反応の多くはカスケード反応になっている。カスケード反応になっていると、誤報が出た場合に、それが末端に伝わるまでに修正が効く。血液の凝固は本当に傷がある時には重要であるが、出血がないにもかかわらず凝固が指令されると**血栓**ができることを意味し、場合によっては失血よりもはるかに危険な状態になる。したがって、指令は迅速に、かつ慎重に行われなければならない。

またスイッチがオンになったタンパク質がいつまでもあると、これも事故につながるので、スイッチがオンになって情報を伝えた後は速やかに分解されるか、スイッチがオフ（不活性化）になる。実に巧みな防災体制と言える。

私たちの社会でも、種々の防災体制が敷かれているにもかかわらず災害時にいつでも問題になるのが、情報伝達と各部署における命令系統の乱れである。単にアナロジーでなく、私たち社会の防災体制も生物に学ぶべき点が多々あるような気がする。過去に多くのパニックに見舞われ、それを生き抜いてきたノウハウが、生物の仕組みには組み込

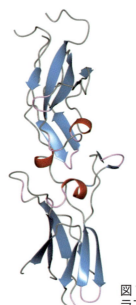

図7-7 トロンボプラスチンの立体構造

まれている。

■ トロンボプラスチン

さて、血液凝固に関係する各種の分子の構造を、ここでまとめてみることにする。

ヒトの**トロンボプラスチン**の立体構造を図7-7に示す。分子は2つのドメインで構成される。各ドメインは主にβシートからなっていて、小振りの免疫グロブリン構造をとっている。1つのαヘリックスが、2つのドメインのちょうど蝶番の役割をしている。実際には、下のドメインのさ

第7章　外敵から守るための分子防衛群

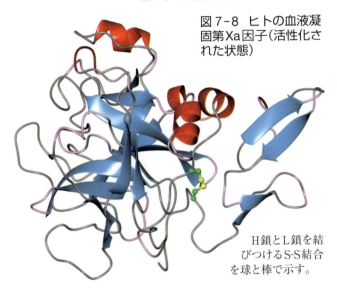

図7-8　ヒトの血液凝固第Xa因子（活性化された状態）

H鎖とL鎖を結びつけるS-S結合を球と棒で示す。

らに下に細胞膜に埋め込まれる部分があり、分子はこの図のように縦向きに細胞膜表面に立っていると考えられる。多少ゆらゆらしながら、血管の見張り番をしているのだろう。

　ヒトの活性化された血液凝固第X因子、すなわち血液凝固第Xa因子の立体構造を図7-8に示す。このタンパク質は分子量4万2000のH鎖（左）と分子量1万7000のL鎖（右）からなる。H鎖は2つのβバンドル、そしてL鎖は2つの小さな反平行βシートから構成される。これらの鎖がS-S結合でつながっている。

　図ではS-S結合に関与する2つのシステイン残基（H鎖のCys123とL鎖のCys298）を球と棒で示す。H鎖はセリ

217

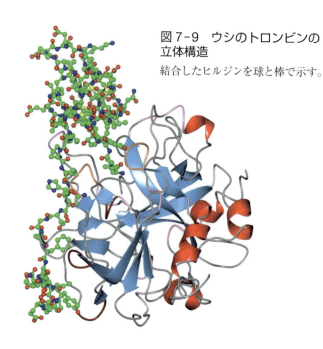

図7-9 ウシのトロンビンの立体構造

結合したヒルジンを球と棒で示す。

ン・プロテアーゼとして働くので、活性部位には既に述べた触媒三角形をもっている。この図の底の部分に活性部位がある。この活性部位でプロトロンビンの一部を切断し、活性型のトロンビンに変換する。

■ トロンビン

ウシの**トロンビン**の立体構造を図7-9に示す。この図ではトロンビンの作用を抑え、血液凝固を妨げる作用をもつ**ヒルジン**というペプチドが、トロンビンの活性部位に結合している様子を示す。ヒルジンは球と棒で示す。

ヒルジンとはヒルの唾液腺から分泌されるペプチドである。ヒルはこのペプチドを分泌しながら、血を固めることなく動物から吸うのである。

トロンビンもタンパク質分解酵素の一種であり、この活性部位でフィブリノーゲン中の特定のアルギニンとグリシンの間のペプチド結合を切断して、フィブリンを作る。

7-3 解毒する分子

この章では、これまで比較的大がかりな「防衛体制」や「防災体制」について述べてきた。これ以外にも、局地戦的な防衛体制や各家庭の消火器による初期消火のような防災体制が、私たちの体の中にはある。生きるとは、かくも危険と隣り合わせなのかと驚く。ここでは局地戦的な防御体制について述べる。

■リゾチーム

私たちの目、鼻、口などの粘膜は外気にさらされている。適当に湿気もあり、バクテリアにとっては格好の侵略ポイントである。この言わば外界との国境を守っているのが、**リゾチーム**というタンパク質である。リゾチームは「分解する作用をもつ酵素」の意味であり、この酵素はバクテリアを分解することで殺菌する働きをしている。

リゾチームは私たち人間だけでなく、多くの動物にも見られる。最も身近なものはニワトリの卵である。卵の中にはタンパク質や脂肪など、バクテリアにとっては格好の栄養分がたくさん含まれているので、これらを保護するため

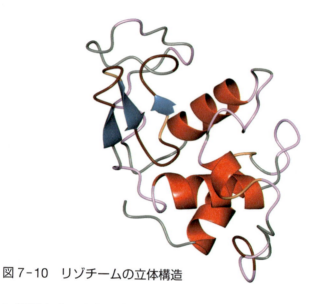

図7-10 リゾチームの立体構造

に(腐敗しないようにするために)多くのリゾチームが含まれている。

　リゾチームは分子量が1万5000余りの比較的小さなタンパク質である。図7-10にヒトのリゾチームの立体構造を示す。分子は大きく分けて2つのドメインからなっている。αヘリックスのみからなる右下のドメインと、1枚の反平行βシートと1本のαヘリックスからなる左上のドメインで、間に大きな溝が見える。リゾチームはこの溝(口)でバクテリアの細胞壁(細胞を取り囲む二重の膜の外膜)を食いちぎる。バクテリアの内圧は30気圧にもなるほど高いが、普通は細胞壁がしっかりとその圧力を支えている。しかし、ちょっとでもその壁に傷がつけば、バク

テリアの細胞は内圧の力で一気に爆発して死滅する。

■スーパーオキシド・ジスムターゼ

　酸素は私たちにとって非常に大切な分子である。しかし生命の進化の過程を振り返ると、酸素は決して安全な分子ではなかった。生命の歴史の最初に登場した嫌気性生物には、酸素はむしろ非常に有害な分子である。実は私たちのように酸素を活用する生物でも、酸素は慎重に扱わなければならない分子である。言わば「取扱注意」の物質である。

　私たちの体内では、酸素は電子および水素イオンと反応して水になり、その際エネルギーを生産してくれる。ところが、その時**スーパーオキシド・ラジカル**（$O_2^{\cdot-}$）という、とんでもない毒物ができる。スーパーオキシド・ラジカルは非常に反応性が高く、体内の他の重要な分子を無差別に攻撃してしまう。

　予測されるこの事態に、生物はしっかり対応策を用意している。このラジカルを無毒化する使命を帯びているのが、**スーパーオキシド・ジスムターゼ**という酵素である。哺乳類のこの酵素は分子量約3万2000で、2つのサブユニットからなり、銅と亜鉛を各1原子ずつ含む。

　図7-11にウシのこの酵素の立体構造を示す。各サブユニットは、8本の反平行なβストランドで構成されるβバレル構造からなる。2つの金属はβバレル表面の広く比較的浅いくほみのところに結合しており、ここでスーパーオキシド・ラジカルを過酸化水素と酸素に変換する。

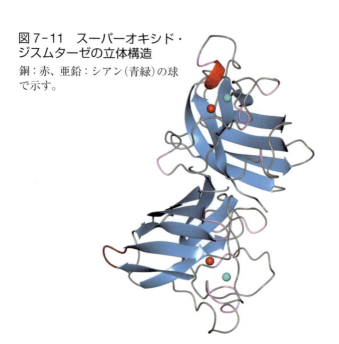

図7-11 スーパーオキシド・ジスムターゼの立体構造

銅：赤、亜鉛：シアン（青緑）の球で示す。

ジスムターゼは「同一の2個の分子から、異なる2種の分子を形成する反応」を行う酵素に付けられた一般名である。スーパーオキシド・ジスムターゼは、

$$2O_2^{\cdot -} + 2H^+ \Rightarrow O_2 + H_2O_2$$

の反応を触媒する。

■グルタチオンS-トランスフェラーゼ

各種の過酸化物や**フリーラジカル**と呼ばれる反応性の高

第7章 外敵から守るための分子防衛群

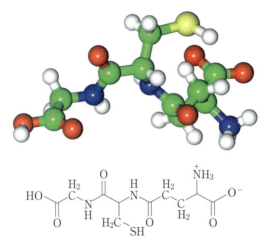

図7-12a　グルタチオンの化学構造式と立体構造

い原子団も、私たちの体にとって有害である。むやみに周りの分子と反応するからである。**グルタチオン**は私たちの体の中に比較的高濃度で存在するペプチドであり、グリシン、システイン、グルタミン酸の3つのアミノ酸からなる。図7-12aにその化学構造式と立体構造を示す。

　肝臓において、**グルタチオンS-トランスフェラーゼ**という酵素が有毒分子をグルタチオン中のシステインの硫黄原子に結合させ、体外に排出しやすい形に変えてくれる。つまり、この酵素はグルタチオンと一緒に解毒作用を果たす。

　ヒトのこの酵素の立体構造を図7-12bに示す。分子は二量体であるが、図は単量体を示す。構造は主にαヘリック

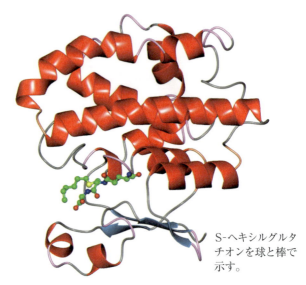

S-ヘキシルグルタチオンを球と棒で示す。

図7-12b　グルタチオンS-トランスフェラーゼの立体構造

スの束からなっている。短いオープンβシート（下）付近がやはり活性部位である。この図では、活性部位にこの酵素の働きを妨害する阻害剤の1つであるS-ヘキシルグルタチオン（球と棒で示す）が結合している。

■シトクロムP450

　薬物や毒物などは水に不溶である場合が多い。**シトクロムP450**というタンパク質は肝臓でこれらの脂溶性分子に酸素を結合させて、水に可溶にして解毒する作用をもっている。この作用により、シトクロムP450は**モノオキシゲナーゼ**（一原子酸素添加酵素）とも呼ばれる。肝臓は

第7章 外敵から守るための分子防衛群

ヘムのC原子を緑で、鉄原子をシアン(青緑)の大きな球で、阻害剤のC原子をマゼンタで示す。

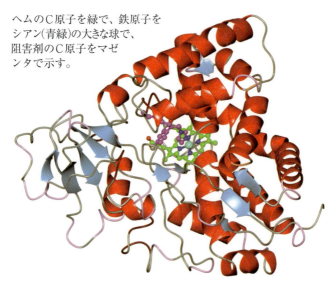

図7-13 シトクロムP450の立体構造

糖をグリコーゲンとして貯えるほか、解毒を行う臓器である。したがって毒物による中毒が起こると、まず肝臓が障害を受ける。シトクロムP450にはヘムがあり、このヘムが酸化反応を行う。

図7-13にバクテリア由来のシトクロムP450の立体構造を示す。ヘモグロビンやミオグロビンなどと同じように、αヘリックスを主体としたグロビン構造をとっており、この図で左側と右下に短い小さなβシート構造がある。ヘムは小さな球と棒（C原子は緑）で、鉄原子はヘムの中心にある大きな球（シアン（青緑））で示す。ヘム鉄に配位してシトクロムP450の作用を妨害する阻害剤

（C原子はマゼンタ）の一種が結合する様子も示した。

　シトクロームP450は当初は毒物の解毒と代謝専門の酵素と考えられていた。しかしいろいろなデータが出るにつれ、この酵素のかいがいしい働きがかえって仇になり、私たちにとって好ましくないものまで産生してしまうことがわかってきた。ベンゾピレンや3-メチルコラントレンなどの多くの発ガン性化合物は、そのままではおとなしくしているが、シトクロームP450が酸化することによって活性化する（発ガン性になる）。シトクロームP450にしてみれば一生懸命に異物の解毒に努めているので、文句を言われる筋合いではない。しかし、これは困ったことである。

　もう1つ困ったことは、私たちが薬を飲むと、シトクロームP450はまたせっせと働き薬を分解してしまう。もともと薬は私たちの体にとっては異物であるので、この件についてもシトクロームP450にクレームをつけるのは気が引けるが、このために、場合によっては必要以上に薬を飲まないといけなくなり、それが副作用につながってしまうこともある。

　さらにシトクロームP450は、コレステロールなどのステロイドホルモンの生体内での合成にも関わっていることがわかってきている。

■カタラーゼ

　最近はほとんど使わないが、著者が小さい頃は転んで擦り傷を作った場合など、よく「オキシドール」という消毒薬を使った。オキシドールは過酸化水素を数パーセント含

第7章 外敵から守るための分子防衛群

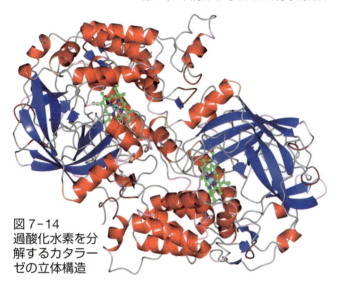

図7-14
過酸化水素を分解するカタラーゼの立体構造

む水溶液である。血がにじんでいる場所に脱脂綿に含ませたオキシドールを付けると、白い泡がシュワッと出てきた。この泡は酸素であり、その強い酸化作用で傷口を殺菌して清浄にしてくれる。泡の原因は主に血液や膿の中に含まれる**カタラーゼ**という酵素による。カタラーゼは過酸化水素を分解して、酸素と水に変える。

過酸化水素は本来毒性をもった分子であるが、この過酸化水素が生体内の反応で発生してしまうことが少なくない。カタラーゼはその過酸化水素を無毒化する作用をもっている。

図7-14にウシのカタラーゼの立体構造を示す。カタラーゼは四量体であり、そのうちの2つのサブユニット（二

量体）を図に示す。カタラーゼの反応にもヘムが必要であり、構造の中心付近にヘム（球と棒で示す）がある。分子構造は主にβバレル構造のドメインと、αヘリックスが複数集合したドメインから構成される。ヘムはβシートの上部の、深くて比較的広い溝の中に入っている。この部分で過酸化水素の分解が行われる。

第8章
体の働きを調節する分子

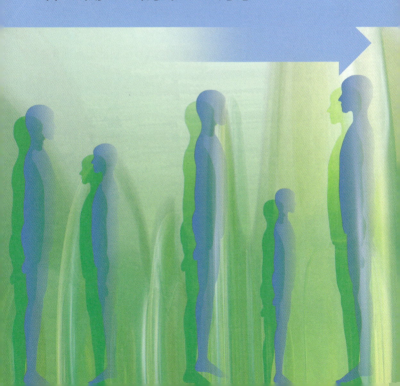

私たちの体は、一つの国家あるいは企業と考えることができる。これまでのいくつかの話の中で、ひどく大げさな言い方をすれば、その体という国の国防問題、経済問題などに類する問題を取り扱ってきた。驚くほど緻密に設計され効率的に運営されている組織体制は、私たちが学ぶべき点が非常に多い。

　前にも述べたが、これまでの生物科学や生物工学では、主に生物内での物質の物理化学的な変遷に研究の焦点が絞られ、生物自身の物質の利用や生物からの物質資源の活用に目が向けられてきた。しかし、生物システムの組織体制や運営の仕方の研究、さらにその応用という面からのアプローチはほとんどない。

　たぶん人間は、自分たちの国家組織や体制は生物進化の最先端にあると、暗黙のうちに思っているのだろう。また人間が「人間という動物種である」ことを忘れ、人間の独り善がりな世界観や価値観を作っていることにも原因があるような気がする。人間は人間である前に動物であり、動物である前に生物である。集合でいけば、人間は生物の部分集合であり、さらに人間社会はその部分集合である。したがって、生物という集合がもっている価値観を失うことは、人間自身の否定を意味していないだろうか。生物が生きるためにどうしてきたか、そのための組織と体制を無視して、私たちは生きられないのではないだろうか。

　さて、私たちの体の中では「生存を続ける」という一つの目的を達成するために、様々な活動が時々刻々営まれて

第8章 体の働きを調節する分子

いる。どのような方向に進むべきかは、すべての細胞が知っている。正に国民総意の目的がある。しかし、私たちの体にも活動を続けている途中でいろいろと問題が生じる。ある種の工事があらかじめ組んでおいた予算で足らなくなるとか、突然外敵の侵略に遭い、急遽特別予算を計上しなければならなくなるとか、老朽化した器官が予想以上に早くだめになったとか、などである。

私たちは意識をもっており、意識が体の最高決定機関であるかのように思っている。しかし、実はこれらの問題への対処はすべて私たちが意識しないところで決断され、実行される。ちょうど官僚が日本の政治を動かしているようなものである。ほとんどの場合、総理大臣の関与なしに日本は運営されていると言ったら、言い過ぎだろうか。

しかし、優秀な（真の意味で優秀でなければならない）官僚組織が私たちの体の中では機能しており、私たちは基本的に「よきに計らえ」と言っていればよい。もしこの官僚組織ではどうにもならなくなると、痛みとか炎症とかといった形で、私たちが意識的にある種の措置を講じるように求めてくる。

この章では、トラブルが起こった時の調整を行ういくつかの分子の働きと構造について、見てみることにする。

8-1　サイトカイン

細胞はお互いに緊密に連絡し合い、生命活動を調和のとれたものにしている。1つの細胞が他を無視して増殖を始めれば、それは結局ガンということになる。お互いが自重

しながら、最終目的のために協力している。そのために、細胞同士が連絡に使う一群のタンパク質分子（信号伝達タンパク質）があり、それを**サイトカイン**と呼ぶ。

サイトカインは免疫を調節する働き、ガンを抑制する働き、ウイルスを駆逐する働き、細胞の増殖や分化を調節する働きなど、非常に重要な働きをしている。この調節がうまくいかないと多くの病気が引き起こされるので、サイトカインは医薬品になる可能性が高く、たくさんの研究や開発が行われてきた。サイトカインには、インターフェロンやインターロイキンなどがある。

■インターフェロン

インターフェロンは、一時「夢の抗ガン剤」ということで、非常に脚光を浴びた分子である。ウイルスに感染したほとんどの動物細胞はインターフェロンを作り、その破壊を免疫系にご注進申し上げる。免疫系はそれに対して、キラーT細胞やマクロファージという、感染した細胞専門の殺しを受けもつ特殊部隊を編制して、感染細胞の破壊を指示する。

また一方で、インターフェロンはウイルスに感染した細胞にウイルスに対抗する物質を作らせ、自力更生の指導にもあたる。ガン細胞にもこのような自力更生を促すので、「夢の抗ガン剤」と期待されたのである。しかし重い副作用もあることがわかり、「夢の」という部分がいささか色あせたが、現在でも種々のガンやウイルス性の疾患に用いられている。

第8章　体の働きを調節する分子

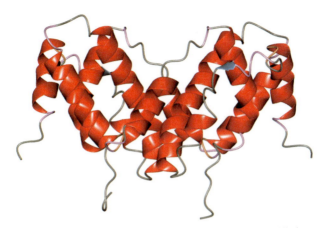

図8-1a　ヒトのγ-インターフェロンの立体構造

　図8-1aにヒトの**γ-インターフェロン**（インターフェロンにはα、β、およびγが知られている）の二量体の立体構造を示す。このタンパク質は、複数のαヘリックスが束になった、αヘリックス・バンドル構造をとっている。隣り合うαヘリックスは、互いに逆向きになっている。

　インターフェロンは目的とする細胞の表面に結合して、その細胞にメッセージを伝達する。そのメッセージを受け取る「アンテナの役割」を果たすのが、細胞表面にある**受容体（レセプター）タンパク質**である。

　受容体タンパク質は細胞膜に埋め込まれているタンパク質で、大きく分けて細胞外、細胞膜内、および細胞内の3つの部分からなる。受容体タンパク質の分子量は大きく、細胞膜内の部分の脂溶性が高いことなどから、分子全体を

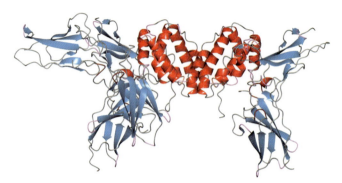

図8-1b　ヒトのγ-インターフェロンとその受容体タンパク質の複合体の立体構造

取り出すことが難しい。幸い受容体タンパク質の細胞外に出る部分は比較的容易に取り出せるので、信号伝達に重要な細胞外部分と、信号伝達タンパク質の相互作用の様式は、実験的に知ることができる。

　図8-1bにγ-インターフェロンがその受容体タンパク質（細胞膜の外側に出ている部分）に結合する様子を示す。受容体タンパク質はもっぱらβシートからできていることがわかる。多くの信号伝達タンパク質は、このγ-インターフェロンのように二量体をとり、それを受容体タンパク質が両側から認識する。

■インターロイキン

　白血球は防衛体制の1つの要であり、その防衛体制を実際に運営するために一群の連絡要員を作り、各々に独自のミッションを与える。この連絡要員のことを**インターロイ**

第8章　体の働きを調節する分子

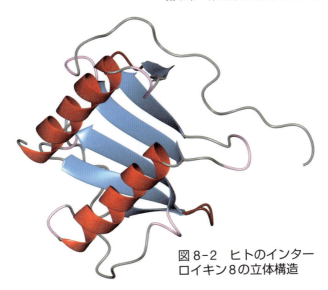

図8-2　ヒトのインターロイキン8の立体構造

キン（IL）と言う。インターロイキンとは英語で「白血球の間」という意味であり、文字どおり白血球の間の連絡係である。インターロイキンには、その働きによっていくつかの種類がある。

　インターロイキン1（IL1）は侵略の第一通報者であり、この通報を受けてTリンパ球がスタンバイ状態になる。Tリンパ球のミッションは抗体の生産と標的細胞の破壊である。Tリンパ球が侵略者と闘っている間中、Tリンパ球を活性化した状態に保つのがIL2の働きである。インターロイキン8（IL8）というタンパク質は感染部位近くの白血球から分泌され、他の白血球を呼び寄せる役目を果たしている。難しい言葉で言えば、白血球の走化性因子で

ある。感染部位にいる白血球はこのIL8をさながら照明弾のように打ち上げて、仲間の白血球の注意を促す。

　図8-2にヒトのIL8の立体構造を示す。IL8は二量体からなる。2つのサブユニットが共同してきれいな反平行βシート1枚と、その一方の面にあるやはり反平行の2本のαヘリックスを構成する。著者は美しいタンパク質構造の1つに数えているが、いかがだろうか。また、IL8が免疫に関係するMHC分子（図7-6b）と非常によく似た立体構造をとっているのは、偶然の一致だろうか。

■顆粒球増殖因子

　白血球の大部分を占めるのが顆粒球(かりゅうきゅう)で、その中でも好中球は感染部位に真っ先に駆けつけて、侵略者と闘う。言わば最前線に立つ戦闘員である。

　好中球に限らず、血液中にある様々な血球は消耗品であり、次々に消費されていく。戦闘員の欠乏は極めて大きな危険を私たちの体にもたらす。したがって、消耗した分だけは補わなければならない。この命令は**顆粒球増殖因子**（granulocyte colony stimulating factor：GCSF）によって伝えられる。白血球の生産は骨髄で行われるが、この増殖因子による指令が伝わらない限り、増産は行われない。非常に厳格な生産体制が敷かれている。

　図8-3aにヒトの顆粒球増殖因子の立体構造を示す。顆粒球増殖因子は分子量が約2万で、非常にすっきりとした立体構造をとっている。4本の長いαヘリックスが束になったαヘリックス・バンドル構造であり、一見シトクロー

第8章　体の働きを調節する分子

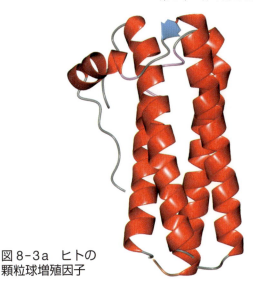

図8-3a　ヒトの
顆粒球増殖因子

ムcに非常に似た構造である。

　大きな違いは2つある。シトクロームcにはヘムがあるが、顆粒球増殖因子にはない。シトクロームcでは連続するαヘリックスはすべて反平行である（アップ−ダウン−アップ−ダウン構造）。これに対し、顆粒球増殖因子では最初の2本のαヘリックス同士は平行であり、最後の2本のαヘリックス同士も平行であるが、これらの2組は互いに反平行になっている（アップ−アップ−ダウン−ダウン構造）。

　各種の増殖因子はこの立体構造をとるものが多く、増殖因子の典型的な立体構造と言える。アップ−アップ−ダウン−ダウン構造をとると、必然的に平行なαヘリックスを

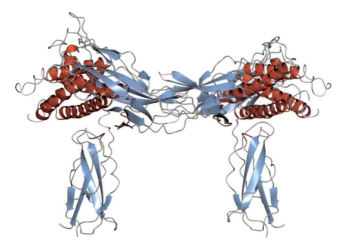

図 8-3b　ヒトの顆粒球増殖因子が受容体タンパク質によって認識される様子

つなぐループの部分の長さが長くなるので、増殖因子の指令を受けとる受容体タンパク質との相互作用に適していると考えられる。

　図8-3bに顆粒球増殖因子が受容体タンパク質（細胞膜の外側に出ている部分）によって認識される様子を示す。2分子の顆粒球増殖因子が、2分子の受容体タンパク質と相互作用する。

　ガンの化学療法剤による治療や骨髄移植を行うと、好中球が著しく減少し、患者の抵抗力が非常に低くなる。このような場合、顆粒球増殖因子を患者に投与すれば、抵抗力を回復させることができる。したがって、顆粒球増殖因子は現在医薬品として使われている。

■上皮細胞成長因子

1962年アメリカのコーエンは、マウスの唾液腺の1つから、上皮細胞を増殖する働きのあるタンパク質を発見した。上皮細胞とは、私たちの体の表面や消化管などの、中が中空になった臓器の中空側の表面を形作る細胞である。このタンパク質は**上皮細胞成長因子**（英語のepidermal growth factorの頭文字をとって**EGF**と呼ばれることが多い）と名付けられた。コーエンはこの業績で、1986年のノーベル生理学医学賞を受賞した。

EGFは増殖させる細胞をあまり選り好みせず、多数の細胞を増殖させる性質をもっている。したがって、細胞の分化や増殖をコントロールする重要なタンパク質と言える。

EGF自身は単独のタンパク質であるが、EGFと非常によく似た構造は他のいくつかのタンパク質でも見られる。これらは**EGFドメイン**と呼ばれている。ある種のウイルスのタンパク質や血栓を溶解するタンパク質分解酵素の1つであるウロキナーゼにも、このEGFドメインが含まれている。

マウスのEGFの立体構造を図8-4に示す。3本のβストランド以外は明確な二次構造をとっていない、非常に簡単なタンパク質である。EGFは各細胞の表面にある**EGF受容体タンパク質**と呼ばれるタンパク質に結合することで、その細胞に「増殖開始」のメッセージを伝える。

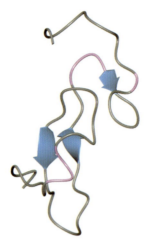

図 8-4　EGF（上皮細胞成長因子）の立体構造

8-2　ホルモン

　ホルモンとは私たちの体の内や外の情報によって、私たち自身の内分泌細胞などで生産される分子で、その情報を体液を通じて他の細胞に伝える使命を帯びている。ホルモンには比較的分子量の小さい有機化合物から巨大なタンパク質まで種々のものがあるが、ここではタンパク性のいくつかのホルモンの働きと、構造について見てみたい。

■血糖のコントロールを行うグルカゴンとインスリン

　私たちの血液中のグルコース濃度（血糖値）は、生命活動を行う上で非常に重要である。食事をすると血糖値は上昇するが、食事の影響のない時の血糖値は血液100cc当た

り60〜100mgの間である。そして24時間を通じて、その変動は30〜40mgの間に厳しくコントロールされている。早朝空腹時の血糖値が126mgを超えるか、いずれの時に取った血液でも200mgを超える血糖値がある場合には、糖尿病にかかっている可能性が高い。血糖値が160mg以上になると、尿糖（尿中に排出された糖）が現れる。

　血液中のグルコースの濃度は、働きが異なる2つのホルモンによって調節されている。血糖が低くなり過ぎると、**グルカゴン**というペプチド（タンパク質と言うには小さ過ぎる）が膵臓のランゲルハンス島から分泌され、いくつかのタンパク質へ命令を下し、最終的に体内に貯えられているグリコーゲンを分解する。逆に血糖が高くなり過ぎると、**インスリン**というタンパク質が同じく膵臓のランゲルハンス島から分泌され、肝臓での血中へのグルコース放出が停止する。

　この2つのホルモンがバランスよく働いていると、血糖値はほぼ一定の値に保たれる。しかし、定常的に血糖値が高くなりインスリンの生産が追いつかなくなると慢性的な高血糖になり、これが糖尿病への引き金になる。

　図8-5にブタのグルカゴンの立体構造を示す。なんとも簡単な構造で、長いαヘリックスのみから成り立っている。

　図8-6にヒトのインスリンの立体構造を示す。インスリンは2つの鎖からなっている。短い鎖をA鎖（アミノ酸21個）、長い鎖をB鎖（アミノ酸30個）と呼ぶ。A鎖には短い2本のαヘリックス、B鎖には1本のαヘリックスが

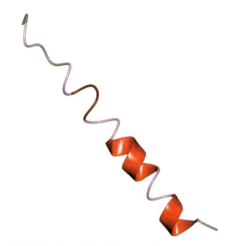

図 8-5　血糖を上げる命令を伝えるグルカゴンの立体構造

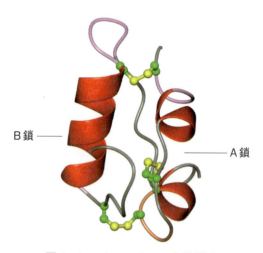

図 8-6　インスリンの立体構造

A鎖とB鎖の間にあるS-S結合とA鎖内のS-S結合を、球と棒で示す。S：黄色。

ある。この図には、タンパク質中に存在するジスルフィド結合も示す。A鎖とB鎖は2本のジスルフィド結合で固定されている。

■**成長ホルモン**

　成長ホルモン（**ソマトトロピン**とも呼ばれる）は、その名もずばりで、私たちを成長させるためのホルモンである。子供の時期にこのホルモンが不足すれば小人症になり、過剰であると巨人症になる。

　成長ホルモンは脳の下垂体前葉で作られるタンパク質である。アミノ酸の数が191個でありペプチドと呼ばれることもあるが、ここではタンパク質と呼ぶ。ウシ、ウマ、ヒツジそしてヒトで、アミノ酸の数はまったく同じである。一方、ウシ、ウマそしてヒツジのアミノ酸配列はほとんど同じであるが、ヒトのものでは35パーセントほども違っている。

　ヒトの成長ホルモンは、遺伝子工学によるタンパク質大量生産の初期の目標の1つであり、現在ではバクテリアを用いて大量に生産されている。

　ヒトの成長ホルモンの立体構造を図8-7に示す。このタンパク質は主に4本のαヘリックスからなっている。そのαヘリックスの並び方は、顆粒球増殖因子の場合と同じく、アップ-アップ-ダウン-ダウン構造である。長い4本のαヘリックスは互いにほぼ20°の角度をなしている。成長ホルモンと増殖因子は非常に類似した機能をもっているので、その構造も類似していると考えられる。

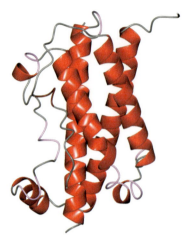

図 8-7　ヒトの成長ホルモンの立体構造

　成長ホルモンが作用する相手は、肝臓の細胞表面にある成長ホルモン受容体タンパク質である。成長ホルモンがこの受容体タンパク質に結合すると信号が流れ、筋肉や骨の成長と代謝を促す命令が細胞内に送られる。成長ホルモン受容体タンパク質の細胞外の部分は、幸いにも純粋なタンパク質として取り出すことができ、成長ホルモンが結合した状態で結晶にすることができた。この種の受容体タンパク質は2分子で1つのホルモン分子を認識する。

　X線結晶解析で立体構造が明らかにされた受容体タンパク質と成長ホルモンの結合の様子を図8-8に示す。受容体タンパク質分子は免疫グロブリン型の2つのドメイン（もっぱらβシートでできている）からなり、それが2分子向かい合うことで、大きな結合部分ができ上がる。そこにα

第8章 体の働きを調節する分子

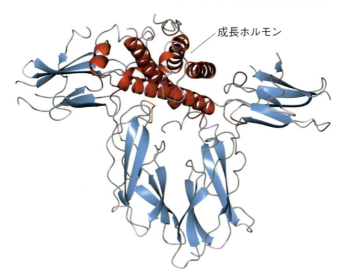

図8-8 成長ホルモン（上）と成長ホルモン受容体タンパク質が結合する様子

ヘリックスの束からなるホルモン分子がすっぽりと収まっている。この図はホルモン分子をαヘリックスのほぼ長軸方向から見ている。この構造から、受容体タンパク質の分子が二量体でなければならない理由が明らかであろう。

　成長ホルモン以外の他の増殖因子も、類似の方式で受容体タンパク質に結合すると考えられている。受容体タンパク質をスイッチに見立てれば、ホルモン分子は正にこのスイッチを押している。複雑なようでも、原理的には結構単純なメカニズムである。

付録

分子グラフィックス・ソフトウェアと

立体構造データ

(1) 分子グラフィックス・ソフトウェアCCP4mgの
    簡単な使い方
(2) 立体構造データの入手

必ずお読み下さい

・付録は、CCP4（Collaborative Computational Project Number 4）が公開している分子グラフィック・ソフトウェア「**CCP4mg**」の簡単な操作方法を紹介しています。したがって、CCP4mgの完全なマニュアルではありません。ここで紹介した以外の使い方は、CCP4mgのチュートリアルをご覧下さい。

・説明は原稿執筆時のバージョンについての説明なので、今後CCP4mgのバージョン・アップなどで仕様や使い方が変わる場合があります。
説明に使用したCCP4mgは、CCP4mgのウェブ・サイト（www.ccp4.ac.uk/MG/）からダウンロードしたもので、**Windows**、**Mac OS**、**Linux** に対応しています。

・著者ならびに講談社は、CCP4mgの使い方に関しての問い合わせにはお答えいたしません。また、CCP4mgを使った結果不利益が生じても、著者ならびに講談社は責任を負いません。

付録　分子グラフィックス・ソフトウェアと立体構造データ

　本書の中で紹介したタンパク質の立体構造図は、**CCP4mg**（www.ccp4.ac.uk/MG/　2018年4月現在）というソフトウェアで作図したものである。タンパク質をはじめ、すべての分子は立体的な構造をとっており、本書の図は本文の説明に対応するような角度と大きさで描かれている。しかし、立体構造を紙の上に表示する限界上、どうしても重なる部分ができてしまい、すべての部分が明瞭に見えるわけではない。「もう少し拡大して一部を見てみたい」「別の角度から見てみたい」など読者の希望のすべてに対しては、残念ながら本文中の図は応えることができない。

　幸いタンパク質の立体構造情報は、関連学会および研究者の国際的な同意の基に、アメリカの **Protein Data Bank**（**PDB**）（https://www.rcsb.org）という機関に供託され、タンパク質の立体構造情報を知りたいすべての人々に解放されている。科学で得られた情報は人類共通の財産であり、万人がそれを活用できるという、理想的な状況が実現されている。しかし、タンパク質の立体構造情報は原子座標の数値データの集合であり、タンパク質の「立体構造の形」を認識するためには、適当なグラフィックス・ソフトウェアで表示する必要がある。

　分子構造をコンピュータのモニター上に表示するソフトウェアはいろいろあるが、先の **CCP4mg** は無料で使用できるソフトウェアとしては最も高機能である。このソフトウェアはイギリスに本拠をもつCCP4（Collaborative Computational Project Number 4）というEUの機関が無

料で公開している結晶解析の専門家用のソフトウェアである。高機能でありながら操作は簡単なので、非専門家でもタンパク質等の分子の立体構造を手軽にかつ柔軟に表示することができる。

　つまり、**PDBのデータとCCP4mg**があれば、読者は本書で述べられているタンパク質等の分子の立体構造を、原則として任意の条件で観察することができる。CCP4mgには平易な英語で書かれたチュートリアルが整備されているが、初学者や非専門家にはわかり難い部分もあるので、以下に**CCP4mg**の使い方を簡単に説明する。この説明を読めば、少なくとも本文中の図を読者自身が作成することが可能になる。

(1)分子グラフィックス・ソフトウェアCCP4mgの簡単な使い方
■CCP4mgのインストール

　上記のCCP4mgのウェブ・サイト（www.ccp4.ac.uk/MG/）から、ソフトウェアをダウンロード・インストールできる（付図1）。**CCP4mgはWindows、Mac OSそしてLinux上で動かすことができる**（付図2）が、以下はWindows版について述べる。

　Windows版をダウンロードしてインストーラーを実行すると、他のほとんどのソフトウェアと同様にインストールされ、正常にインストールされるとメニュー画面（付図3）が表示される。バックグラウンド画面（付図4）も現

付録　分子グラフィックス・ソフトウェアと立体構造データ

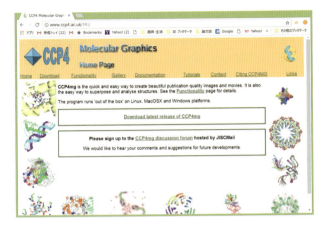

付図1

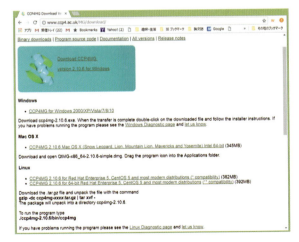

付図2

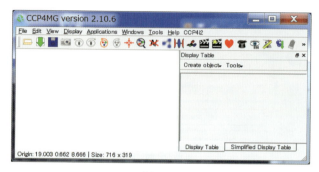

付図3

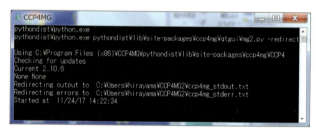

付図4

れるが、この画面で作業することはない。

　英文であるが、ソフトウェアのチュートリアル（http://www.ccp4.ac.uk/MG/ccp4mg_help/tutorial/tutorial_all.html）があるので、以下の簡単な説明で物足りない読者は、参照して欲しい。詳しい使い方は、ソフトウェアのHelpから見ることもできる。

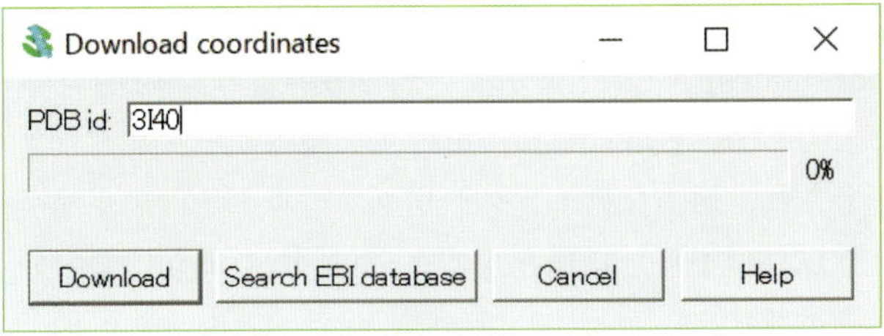

付録　分子グラフィックス・ソフトウェアと立体構造データ

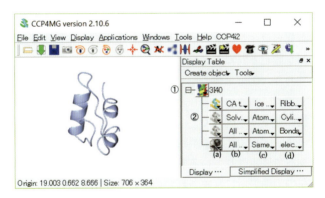

付図5

付図6

■原子座標データのダウンロード

　付図3の上にメニューがあり、その下にツールの一覧が並ぶ。使っているコンピュータがインターネットにつながっていれば、この画面からPDBの座標データをダウンロードすることができる。以下、小さなタンパク質であるインスリン（PDBコード：3I40）を例にとる。

　Fileメニューから、【Download coordinates】を選択す

る。以下このような操作の順を【File】→【Download coordinates】のように示す。付図5のようにPDBコードを入力して、【Download】を押すと座標データがダウンロードされ、適当なディレクトリ（フォルダ名はアルファベット以外は不可）に保存すると、付図6のようにこの分子が表示される。

■表示の指定

　デフォルトで種々の表現の設定がされており、その条件が右側のウィンドウに示される。この場合、4種類の表現の図が設定されたことを示す。図の表現方法は階層的になっており、①で全体の設定を、②で個々の図の細かい設定をする。

　横に並ぶ(b)～(d)列で、(b)表示する原子群、(c)表示する対象の色、(d)表示する表現法、がそれぞれ設定できる。(a)がカラーで表示されている時は、その右の行の(b)～(d)の設定が左の画面表示に反映されていることを示し、白黒の場合には反映されていないことを示す。

　付図6の例では、(a)列の1番目の図しかカラー表示されていないので、その右の行の設定の(b)各残基のC_a原子を表示対象（【Peptide】→【CA trace】）とし、(c)氷の色（水色）を用い（【Colour browser】→【ice blue】）、(d)リボン構造（【Ribbons】）で分子を表示していることを示す。

　リボン構造の代わりに、分子全体を球と棒で表現するには、(d)【Ribb】のところをクリックし、現れる複数のメニューから【Ball and stick】を選べばよい。

付録　分子グラフィックス・ソフトウェアと立体構造データ

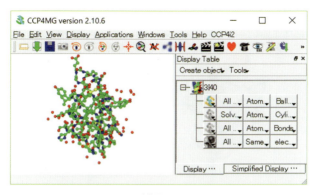

付図7

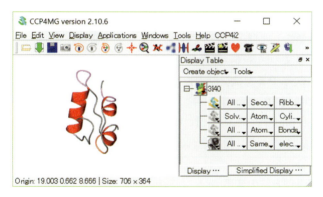

付図8

(b)全原子【All atoms】、(c)原子ごとに色を変え【Atom type】、(d)球と棒で表現【Ball and stick】と指定すると付図7のようになる。

分子の回転、並進、拡大はマウスの操作で行う。しばら

255

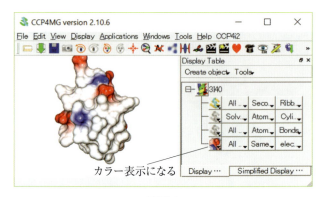

付図9

く操作していると、動作のルールがわかる。この図では溶媒である水分子も表示されるので複雑である。

　本文の図8-6（242ページ）のような図を描く条件は、(b)$C_α$原子または全原子指定【Peptide】→【CA trace】または【All atoms】、(c)二次構造によって色を変える【Secondary structure】、(d)模式的な表現【Ribbons】である。このように指定すれば付図8のように描ける。

■表現方法の変更
①溶媒露出表面
　溶媒露出表面を描くには、白黒になっており、現在は表示されていない(a)列の4番目の図をアクティブにすればよい。そのアイコンのところをマウスで左クリックし、【Visible】にチェックを入れると、しばらくコンピュータが溶媒露出表面を計算した後で、付図9のような溶媒露出

付録　分子グラフィックス・ソフトウェアと立体構造データ

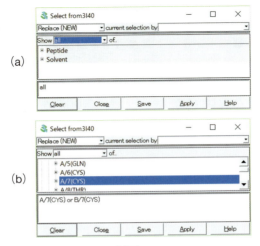

(a)

(b)

付図 10

表面が表示される。この図では、分子の表面電荷で色が付けられている（(d)がelec【Electrostatic potential】）。

②指定したペプチドを表現する

インスリン分子はA鎖とB鎖からなり、それらがジスルフィド結合でつながっている。これをリボン表示と共に表示する操作は、次のようである。

付図6の状態から出発する。そのためには、まず付図9で(a)列4番目の図の【Visible】のチェックを外せばよい。これで付図6にもどる。

次に、(a)列の3番目の図を【Visible】にすると、全原子（H原子の座標はないので、H原子は表示されない）が

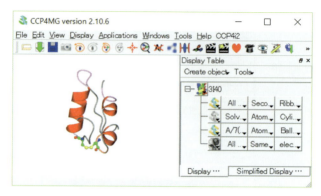

付図11

線で表示される。その状態で(b)のメニューの【Selection browser..】を指定すると、付図10(a)の画面が表示される。ウィンドウの下の【Clear】をクリックすると、全原子表示が消えてリボン構造だけが表示される。さらに、ウィンドウの【Peptide】の＋部分をクリックすると、分子を構成するすべての残基がA鎖・B鎖に分けて展開表示できる。

　ここで、A鎖とB鎖の間のジスルフィド結合の1つに関与するA/7（CYS）とB/7（CYS）を選択すると付図10(b)の画面になり、下のウィンドウに2つの残基が選択されたことが表示される。【Apply】をクリックすると、これらの2つの残基が表示される。その際、(d)のメニューで【Ball and stick】を選択していると、付図11のような図が描ける。

付録　分子グラフィックス・ソフトウェアと立体構造データ

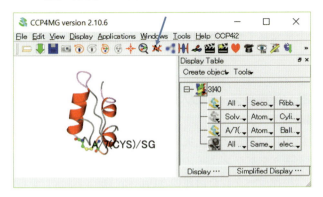

付図12

■原子の指定

　原子のラベルを表示するには、その原子をマウスで左クリックすればよい。付図12のように、ラベルが表示される。A/7(CYS)/SGは、指定された原子が「A鎖の7番目の残基であるCYS（システイン）中のSG原子（γ位の硫黄原子）」であることを示す。ラベルを消すには、付図12の矢印で示したツールをクリックすればよい。

　CCP4mgは教育用ではなく研究用のソフトウェアなので、非常にたくさんの機能が盛り込まれており、表現の自由度も高い。ツール・メニューの「赤いハート」では、分子モデルの表現を変更できる種々のパラメータを設定できる。また、気に入った図を各種の発表用に保存するための機能も、種々用意されている。

　本書では、【File→Render】もしくは【File→Screen shot】などで保存した図を使用している。【Render】機能

を使うときれいな図が描けるが、コンピュータの能力が低いと異常終了するか、描けないこともあるので、要注意である。

(2)立体構造データの入手
■座標データの入手

CCP4mgを使えば、実行中のソフトウェアの中から座標データをダウンロードできるが、個々の立体構造のデータ(座標データ)を前述の「Protein Data Bank」からダウンロードしてもよい。生体分子の座標セットには、「PDB ID」というコード番号がふられており、この番号を指定すればその座標セットをダウンロードできる。

座標の書式には従来から使われてきたPDB書式と、より拡張性を高めたmmCIF書式がある。CCP4mgは両方の書式を受け付けるので、mmCIF書式でダウンロードすることを勧める。

■本書中で述べられた分子構造のPDB ID

図の番号と「PDB ID」を対照してある。

図の番号	PDBコード	図の番号	PDBコード
図2-2	1BNA	図2-9	1TRA
図2-3	3FQB	図2-10	1EXD
図2-4	1ECL	図2-11	3CRO
図2-6	1KFD	図2-12	1CMA
図2-7	1TAU	図2-13	1CGP

付録　分子グラフィックス・ソフトウェアと立体構造データ

図2-14	1TGH	図4-13	1PKN
図2-15	1TSR	図4-16	1CTS
図2-16	2RTA	図4-18	6ACN
図2-17	2DNJ	図4-19	9ICD
図3-1	4CHA	図4-21	5MDH
図3-4	3PTN	図4-24,25,26	5ARH
図3-5	2PTC	図4-27	3CYT
図3-6	4EST	図4-28	1OCC
図3-7	5PEP	図5-1	2OHX
図3-8	4CMS	図5-2	2CAB
図3-9	1BLL	図5-4	1DHF
図3-10	4CPA	図5-5	1AOE
図3-11	6TAA	図5-6	2OJW
図3-12	1AGM	図5-8	1WSY
図3-13	1LPA	図5-9	2TSC
図3-14	1TBE	図5-10	9AAT
図3-18	1PMA	図5-12	1DSB
図3-21	1ATK	図5-13	2CPL
図4-4	1HKG	図5-14	1NDP
図4-5	1PFK	図5-15	3ADK
図4-6	1ALD	図6-1	1HHO
図4-7	7TIM	図6-2	1MBD
図4-9	3GPD	図6-3	1HRS
図4-10	3PGK	図6-4	1LFG
図4-11	3PGM	図6-5	1BKA
図4-12	5ENL	図6-6	4MT2

図6-7	2POR	図7-12	1GSS
図6-9	1J95	図7-13	1PHA
図7-2	1FC1	図7-14	7CAT
図7-3	1AQK	図8-1	1FG9
図7-4	1YQV	図8-2	1IL8
図7-6	1HSA	図8-3	2D9Q
図7-7	2HFT	図8-4	1EPI
図7-8	1G2L	図8-5	1GCN
図7-9	1HRT	図8-6	3I40
図7-10	1LZ1	図8-7	3HHR
図7-11	2SOD	図8-8	3HHR

さくいん

*ゴチックのノンブルは、その語が図版中にあることを示します。

【数字】

I型コラーゲン　101
1,3-ビスホスホグリセリン酸
　　　　　　　　110, 119, 120
2-オキソグルタル酸　126, 131, 132
2-オキソグルタル酸デヒドロゲナーゼ
　　　　　　　　126, 132
2-ホスホグリセリン酸　120, 122
3-ホスホグリセリン酸　110, 120
3-メチルコラントレン　226
[4Fe-4S]型鉄-硫黄クラスター
　　　　　　　　129, 130, 131
5-フルオロウラシル　164
6-ホスホフルクトキナーゼ
　　　　　　　　109, 110, 111, 113, 114
20Sプロテアソーム　96, 98, 99, 100, 101
26Sプロテアソーム　96, 97

【アルファベット】

ADP
　107, 110, 112, 113, 114, 120, 138, 140, 141, 160, 174, 175
AMP　175, 176
ATP
　106, 107, 108, 109, 110, 111, 112, 113, 117, 120, 123, 126, 132, 135, 138, 140, 141, 144, 145, 146, 149, 173, 174, 175
ATP合成酵素　138, 140, 141, 143
A鎖　241, 242, 243
B-DNA（B型DNA）　42, 44, 45, 57
B鎖　241, 242, 243
C1単位　154
C_8　140, 141, 143
C末端　20, 24, 85, 86
cAMP　63, 64
CAP　63, 64, 65
Croタンパク質　60, 61, 69

cryo-EM　37, 141, 142
CTP　173
C_α　14, 15, 16, 17, 20, 253, 255
D体　14, 15
DNA
　40, 41, 42, 43, 44, 45, 47, 49, 52, 53, 60, 61, 62, 64, 65, 66, 67, 69, 71, 72, 106, 164, 173
DNAポリメラーゼ
　　　　　　　　49, 50, 51, 52, 54
DNAトポイソメラーゼ　47, 48
DNA分解酵素　71
EcoR1　71
EGF　239, 240
EGF受容体タンパク質　239
EGFドメイン　239
F_1　140, 141, 142, 143
Fo　140, 141, 142, 143
FAD　126, 132, 133, 138
$FADH_2$　126, 132, 133, 138, 145, 146
Fb　204, 206, 207, 208, 209
Fc　204, 206
GCSF　236
GDP　126, 132
GOT　166, 167
GTP　126, 132, 173
H鎖　204, 205, 206, 207, 209, 217
IL　234
IL1　235
IL2　235
IL8　235, 236
I型コラーゲン　101, 102
K^+イオン・チャネル　196, 197, 198
L鎖　204, 205, 206, 207, 209, 217
L体　14, 15
Met合成酵素　62
Metリプレッサー　62
MHC　209, 211, 212, 213, 236
N末端　20, 21, 76, 85, 97
NAD^+
　110, 118, 119, 126, 132, 134, 135,

138, 149, **151**
NADH
  109, **110**, **118**, 119, **126**, 135, 137, **138**, 145, 146, 151
NADHデヒドロゲナーゼ複合体
  138, 139
NDP 174, 175
NMR 36, 38
NTP 174, 175
p53腫瘍抑制因子 67, 68, **69**
PCR法 51
Q **138**, 139
RNA 53, **54**, 59, 70, 71, 164, 173
RNA分解酵素 70
RNAポリメラーゼ 53, 55, 60, 65
S-S結合 170, 204, 205, **217**, 242
S-ヘキシルグルタチオン 224
TATAボックス 65, 66
TATAボックス結合タンパク質 65
TBP 65, 66
TCA回路 125
TIM **116**, 117, 118, 122, 153
TTP 173
Tリンパ球 235
UTP 173
X線結晶解析 18, 36
Z-DNA（Z型DNA） 45, **46**, 47, 56

【ギリシア文字】

α-ケトマロン酸 **134**, 135
α鎖 179
αサブユニット
  97, 99, **100**, 140, 142, 161, 163, **181**
α炭素 14
αヘリックス
  22, **23**, **27**, 48, 51, 61, 65, 69, 86, 90, 102, 113, 121, 144, 170, 186, 188, 197, 198, 225, 233, 237, 243, 244
αヘリックス・バンドル構造
  188, 233, 236
α/βバレル **115**, 116, **117**, **124**, 162
β鎖 179
βサブユニット
  97, 140, **142**, 143, 161, 163, **181**, **185**
βシート
  22, 48, 51, 69, 70, 72, 77, 82, 92, 153, 173, 206, 212, 216, 234, 244

βストランド
  22, **24**, 58, 63, 77, 116, 150, 162, 195, 207, 221, 239
β樽型構造 76, **77**, 92
βバレル **117**, 122, 151
βバレル構造
  76, **77**, **124**, 161, 195, 221, 228
γ-インターフェロン **233**, 234

【あ行】

亜鉛
  85, 86, **87**, 151, 152, 153, **154**, 192, **193**, 221, 222
アカルボース 90, **91**
アクチベーター 60
アコニターゼ **126**, 129, **130**
アスパラギン 16
アスパラギン酸
  17, 21, 76, 81, 82, 83, 166
アスパラギン酸アミノトランスフェラーゼ 166, **167**
アスパラギン酸プロテアーゼ
  82, 83, 102
アスペルギルス・アワモリ 90
アセチルCoA 125, **126**, 127
アセトアルデヒド 149
アップ-アップ-ダウン-ダウン構造
  237, 243
アップ-ダウン-アップ-ダウン構造
  237
アデニル酸 55
アデニル酸キナーゼ 175, 176
アデニン 41, 42, 44, **54**, 61
アデノシン一リン酸 175
アデノシン三リン酸 106
アデノシン二リン酸
  107, 113, 120, 175
アポトーシス 67
アミノアシル転移RNA合成酵素
  58, 59
アミノ基 14, 15, 19, 20
アミノ酸
  14, **15**, **16**, 17, 18, 19, 20, 22, 55, 58, 59, 75, 76, 86, **97**, 158, 168
アミノペプチダーゼ 85, 86
アミラーゼ 88, 89
アラニン **16**, 80

264

アルギニン	17, 95, 158, 219
アルコールデヒドロゲナーゼ	149, 150, **151**, 153
アルデヒド	149, 150, 151
アルドラーゼ	110, 114, **115**, 117
アルドール開裂	114
アルドール縮合	114
アロステリック効果	30, 180
アロステリック・タンパク質	30, 180
アンチコドン	58
アンチコドン領域	57
イオン・チャネル	197, 199
異性代謝産物抑制	63
異性化	129
異性化酵素	172
イソクエン酸	**126**, 129, 131
イソクエン酸デヒドロゲナーゼ	126, **131**, 132
イソロイシン	16
一原子酸素添加酵素	224
一次構造	22
インスリン	240, 241, **242**, 252
インターフェロン	232, **233**
インターロイキン	232, 234, 235
インターロイキン1	235
インターロイキン8	**235**
インドール	161, **162**, 163
インドール3-グリセロールリン酸	162
ウラシル	53, **54**, 164
ウリジン5′―リン酸	**165**
ウリジン三リン酸	173
ウロキナーゼ	239
エノラーゼ	110, **122**, 123
エラスターゼ	80, 81, **82**
エラスチン	81
炎症	231
オキサロコハク酸	**126**, 131
オキサロ酢酸	**126**, 127, 134, 166
オキシアニオン・ホール	78
オキシダーゼ	148, 149
オキシドレダクターゼ	148
オプシン	150
オープンα/βシート構造	113, **124**, 131, 132, 156, 161, 162, 166, 170, 175, 176, 190, 191
オープンβシート	

	77, **85**, 86, 93, 113, 120, 121, 134, 150, 153, 165, 173, 212, 224
オルトリン酸	175

【か行】

解糖系	94, 108, 109, **110**, 111, 112, 116, 117, 120, 123, 125, **126**, 129, 135, 137, 138, 145, 176
可逆反応	109, 111, 174
核酸塩基	42, 44, 45, 47, 50, 53, 55, 57, 158
拡散律速	118
核磁気共鳴スペクトル	36
過酸化水素水	226, 227
カスケード	215
カスケード反応	215
カゼイン	83
カタボライト遺伝子活性化タンパク質	63, 64
カタボライト・リプレッション	63, 64
カタラーゼ	226, **227**, 228
カタリティック・トライアッド	77
活性化タンパク質	60
活性部位	30, 32, 70, **76**, 77, **78**, **85**, **102**, 127, 151, 156, 171
カテプシンK	101, **102**, 103
カドミウム	192, **193**
可変領域	205
鎌形赤血球貧血症	184
ガラクトース	63
顆粒球	236
顆粒球増殖因子	236, **237**, **238**, 243
カルシウムイオン	**89**, 122
カルボキシ基	14, **15**, 19, 20, 77
カルボキシペプチダーゼ	85, 86
カルボキシペプチダーゼA	86, **87**
カルボキシペプチダーゼB	86
還元酵素	148
カンジダ・アルビカンス	156
環状AMP	63
完全酵素	118
官能基	120
基質	32, **33**, 116, 117, 118, 120, 127, **128**, 129, 135, **138**, 139, 140, **141**

基質特異性	32, 150
キナーゼ	174
キモシン	82, 83, **84**
キモトリプシン	75, **76**, 77, **78**, 79, 81
鏡像体	14
グアニン	41, **42**, 44, **54**, 61
グアノシン三リン酸	132, 173
グアノシン二リン酸	132
クエン酸	125, **126**, 127, **128**, 129
クエン酸回路	108, 125, **126**, 131, 134, 135, 137, 138, 145, 166, 176, 194
クエン酸シンターゼ	**126**, 127, **128**, 129
クライオ電子顕微鏡	37, 38, 141
グラム陰性菌	195
グリシン	16, 155, 171, 219, 223
クリスタリン	94
グリセルアルデヒド3-リン酸	110, 112, 114, 116, 119, 123, **162**
グリセルアルデヒド3-リン酸デヒドロゲナーゼ	110, 119, 120
クリック	43
グルカゴン	240, 241, **242**
クルーグ	56
グルコアミラーゼ	90, 91
グルコース	63, 87, 90, 106, 109, 112, 113, 116, 123, **126**, 145, 240, 241
グルコース6-リン酸	110, 111, 112, 113
グルコース6-リン酸イソメラーゼ	110, 111, 113
グルタチオン	223
グルタチオンS-トランスフェラーゼ	222, 223, **224**
グルタミン	16, 158
グルタミン合成酵素	158
グルタミン酸	17, 18, 95, 158, 161, 184, **185**, 223
グルタミン酸-オキサロ酢酸トランスアミナーゼ	166
グルタミン・シンターゼ	158, **159**, 160, 161
グルタミン転移RNA	58
クレノウ・フラグメント	50, **51**, 52
クレブス回路	125
グロビン構造	182, 225
クロロフィル	144
クロロプラスト	136
軽鎖	204
血液凝固第Ⅶ因子	214
血液凝固第Ⅹ因子	214, 217
血液凝固第Ⅹa因子	**217**
結晶	35, 36, 47, 244
血糖	90, 240, 241, **242**
血糖値	90, 240, 241
高エネルギーリン酸結合	107
口腔カンジダ症	156
抗原	203, **204**, 205, 206, 207, 208, **212**
酵素	31, 32, **33**, 51, 71, 85
酵素活性	80, 83, 129, 149
抗体	203, **204**, 205, **206**, 207, 208, 209, 210, 211, 235
コーエン	239
好中球	236, 238
コエンザイム	119
コエンザイムキュー	139
骨格構造	42, 183
コートタンパク質	188
コドン	57
コハク酸	**126**, 132
コハク酸デヒドロゲナーゼ	126, 132, **138**, 139
コリパーゼ	**92**, 93
コーンバーグ	50

【さ行】

サイクリックAMP	63
サイトカイン	231, 232
細胞質基質	109, 135
細胞内小器官	55
細胞膜	193, 194, **196**, 197, 198, 210, 212, 217, 233
細胞壁	194
サブユニット	30, 69, 97, 99, **100**, 113, 140, **143**, 180
サルモネラ菌	161
酸化還元酵素	148
酸化酵素	148
三量体	195, 196
自己免疫疾患	204

シス	21, 172
シス-アコニット酸	126, 129
システイン	
16, 102, 169, 170, 171, 192, **193**, 205, 217, 223, 258	
シス-ペプチド（結合）	20, 21
ジスムターゼ	222
ジスルフィド結合	
169, 170, 171, 243, 256, 257	
ジスルフィド結合形成タンパク質	
107, **171**	
シチジン三リン酸	173
七量体	99
シトクロムc	
139, 143, **144**, 145, 237	
シトクロムc酸化酵素	
138, 139, 143, 144, 145	
シトクロムP450	224, **225**, 226
シトクロム還元酵素	**138**, 139
シトシン	41, **42**, 44, 54, 61
ジヒドロキシアセトンリン酸	
110, 114, 116, 117	
ジヒドロ葉酸レダクターゼ	
154, 155, **156**, 157	
重鎖	204
修復酵素	50
主鎖	14, 19
主要組織適合性複合体	211
受容体	149
受容体タンパク質	
233, **234**, 238, 244, 245	
上皮細胞成長因子	239, 240
触媒三角形	77, **78**, 79, 81, 82, 218
四量体	113, 161, 227
真核細胞	135, 136
親水性	184
水素結合	23, 24, 25, 44, 46
水素伝達系	137
スクシニルCoA	**126**, 132
スクシニルCoAシンテターゼ	
126, 132	
スーパーオキシド・ジスムターゼ	
221, **222**	
スーパーオキシド・ラジカル	221
スレオニン	16, 95, 98, 158
スレオニン・プロテアーゼ	98
成長ホルモン	243, **244**, 245
成長ホルモン受容体タンパク質	

	244, **245**
赤血球	178, 183, 184
セリン	16, 21, **76**, 77, 81, 95, 161, **162**
セリン・プロテアーゼ	
77, 78, 81, 102, 217	
セルロース	87
前駆体	80
走化性因子	235
阻害剤	
86, **87**, 91, 103, 117, 118, 224, **225**	
側鎖	14, 15, 20, 21
疎水性	28, 86, 184
ソマトトロピン	243

【た行】

ダイマー	65
タカアミラーゼ	89
タカジアスターゼ	89
高峰譲吉	89
脱水縮合	19, 20
脱水素酵素	148
ターン	22, **25**, 27, 30
炭酸デヒドロゲナーゼ	
152, 153, **154**, 178	
タンパク質	
13, 14, 18, 19, **20**, 21, 22, **26**, 27, 29, 33	
タンパク質工学	157
タンパク質分解酵素	
75, 77, 78, 79, 80, 219, 239	
チミジル酸シンターゼ	164, **165**
チミジン三リン酸	173
チミン	
41, **42**, 44, 50, 53, 61, 164, **165**	
チモーゲン	80
超分子	30, 96, 97
チロシン	**17**, 18, 19, 82
月原冨武	144
定常領域	205
ディッカーソン	43
デオキシリボヌクレアーゼ	71
デオキシリボヌクレアーゼI	72
鉄	
129, 143, **144**, 179, 181, 182, **183**, 186, 187, 188, **189**, 190, 191, **192**, 225	
テトラヒドロ葉酸	154, 155, 156

テトラマー	113
デヒドロゲナーゼ	148, 152, 153
転移RNA	55, **56**, 57, **58**
転移酵素	165, 166

電子伝達系
 108, 132, 135, 137, **138**, 144, 145, 176, 188, 194

転写	53, 60, 65
銅	144, 192, 221, **222**
糖尿病	241
トポイソメラーゼ	48, **49**
トポイソメラーゼI	**48**

ドメイン
 27, 29, 30, 50, 51, 58, 59, 75, **76**, 82, **85**, 204

トランス	21, 172
トランス-ペプチド（結合）	20, 21
トランスフェラーゼ	166
トランスフェリン	189, 190, 191
トリアシルグリセリド	91

トリオースリン酸イソメラーゼ
 110, 116

トリカルボン酸回路	125
トリグリセリド	91
トリプシン	79, 80, **81**, 82

トリプトファン
 17, 75, 158, 161, **162**

トリプトファン合成酵素	161
トリプトファン・シンターゼ	161, **163**
トロンビン	214, **218**, 219
トロンボプラスチン	214, **216**

【な行】

| ナトリウム | 187 |
| ニコチンアミド・アデニン・ジヌクレオチド | 119 |

二次構造
 21, 22, 26, **27**, 29, 193, 239, 255

二量体
 65, 117, 127, 134, 165, 166, 175, 223, 233, 234, 236, 245

ヌクレオシド二リン酸キナーゼ
 132, 173, **174**, 175

| ヌクレオチド三リン酸 | 173 |
| ヌクレオチド二リン酸 | 174 |

【は行】

麦芽糖	88
バクテリオファージ	60, 61
バクテリオファージ434	61
破骨細胞	101, **102**, 103
破傷風トキソイド	207
バックボーン	42, 44, 45, 61
白血球	203, 210, 234, 235, 236
パパイア	31, 206
パパイン	32, 206
バリン	16, 158, 184

反平行（の）βシート
 22, **24**, 27, 30, 76, 95, 99, 102, 122, 129, 217, 220, 236

ヒスチジン
 17, 21, 76, 81, **102**, 158, 175

ビタミンB	155, 166
ビタミンB$_6$	166
必須アミノ酸	158
ピリドキサミン・リン酸	166, 167
ピリドキサール5'-リン酸	**163**, 164
ヒルジン	218, 219

ピルビン酸
 109, 110, 123 125, **126**, 145, 195

ピルビン酸キナーゼ
 109, 110, 123 **124**

ピルビン酸デヒドロゲナーゼ複合体
 125, **126**, 127

ピロリン酸	175, 176
フィブリノーゲン	215, 219
フィブリン	215, 219

フェニルアラニン
 17, 57, 75, 82, 158

フェリチン	187, **188**, 189
ブドウ糖	63, 87, 109
フマラーゼ	**126**, 132
フマル酸	**126**, 132
フラビン・アデニン・ジヌクレオチド	132
フランクリン	43
フリーラジカル	222

フルクトース1,6-ビスリン酸
 110, 112, 113, **114**, 116

フルクトース6-リン酸
 110, 111, 113

| ブロウ | 75 |
| プロテアーゼ | 75, 78, 84, 96, 102 |

プロテアソーム	30, 96, 98
プロトポルフィリン	187, **188**
ブロメライン	32
プロモーター領域	60
プロリン	16, 20, 95, 172
プロリン・シス-トランス・イソメラーゼ	171, **172**, 173
分子病	184
分子ふるい	195
平行βシート	22, 134, 150, 151
ヘキソキナーゼ	109, 110, 111, **112**
ペニシロペプシン	83
ペプシン	81, 82, **83**
ペプチダーゼ	84, 85, 93
ペプチド結合	20, 75, 77, 78, 79, 80, **83**, 84, 172, 219
ヘム	143, **144**, 145, 179, 180, **181**, 182, **183**, 186, 188, **225**, 228, 237
ヘモグロビン	30, 59, 178, 179, 180, **181**, 183, **184**, 185, 186, 225
ペルツ	38, 180
ベンゾピレン	226
芳香環	78
芳香族アミノ酸	75, 77
補欠分子	163, 164, 180
補酵素	119, 132, 151, 154, 155, 166
補酵素Q	139
ホスホエノールピルビン酸	122, 123
ホスホグリセリン酸キナーゼ	110, 120, **121**
ホスホグリセリン酸ムターゼ	110, 120, 122
ポリペプチド鎖	204
ポリメラーゼ連鎖反応法	52
ポーリン	193, 194, **195**, 196, 197
ホルマリン	150
ポルフィリン	182, 187
ポルフィリン環	182
ポルフィリン骨格	187
ホルムアルデヒド	150
ホルモン	240, 241, 243, 245

【ま行】

マイトマイシン	47
マグネシウム	113, **114**, 120, 122, 132, 144, 187
マーグリス	135, 136
マトリックス	135, **138**, 139, 140, **141**
マルトース	88
マンガン	120, 121, 132, 161
ミオグロビン	185, **186**, 225
ミオヘムエリトリン	188
ミトコンドリア	125, 135, 137, 139, 140, 143, 146, 193, 194, 196, 202, 209
無機イオン	196, 197
無機ピロフォスファターゼ	175
ムターゼ	120
メタロチオネイン	191, 192, **193**
メチオニン	16, 62, 82, 158
メッセンジャーRNA	53, 55, 57
免疫グロブリン	204, 211, 216, 244
免疫グロブリン・フォールド	207
免疫グロブリン・フォールド構造	207
モノオキシゲナーゼ	224

【や行】

ユビキチン	94, **95**, 96, **97**, 139
ユビキノン	**138**, 139
溶菌	60, 61
葉酸	155, 156
溶媒露出表面	27, **28**, 80, 81, 208, **209**, 255
葉緑素	144
葉緑体	136
抑制体	60

【ら行】

ラクトース	63
ラクトフェリン	190, 191, **192**
ランゲルハンス島	241
リシン	17, 95, 158
リゾチーム	**208**, **209**, 219, 220
立体構造	15, 18, 19, 21, **26**, 27, 29, 32, **33**, 34, 38
リッチ	45, 47, 56
リパーゼ	91, **92**
リプレッサー	60, 62

リボソーム　55, 57, 59, 136, 168, 170
リボヌクレアーゼ　70, 71
リンゴ酸　**126**, 132, 134, 135
リンゴ酸デヒドロゲナーゼ
　　　　　　　　　　126, 134
リン酸
　42, 44, 45, 106, 107, **110**, 119, 120, 121, 140, 174, 175
リン酸結合　122, 146, 173
リンパ球　210, 212
ループ
　22, **25**, 72, 121, 151, 152, 173, 175, 196, 207, 208, 238
レセプター　149
レセプタータンパク質　233
レダクターゼ　148, 149
ロイシン　**16**, 82, 158
ロイシン・アミノペプチダーゼ　**85**

【わ行】

ワトソン　43
ワトソン-クリックのモデル　44

N.D.C.464　　270p　　18cm

ブルーバックス　B-2057

カラー図解
分子レベルで見た体のはたらき
いのちを支えるタンパク質を視る

2018年5月20日　第1刷発行

著者	平山令明（ひらやまのりあき）
発行者	渡瀬昌彦
発行所	株式会社講談社
	〒112-8001　東京都文京区音羽2-12-21
電話	出版　03-5395-3524
	販売　03-5395-4415
	業務　03-5395-3615
印刷所	（本文印刷）豊国印刷株式会社
	（カバー表紙印刷）信毎書籍印刷株式会社
本文データ制作	講談社デジタル製作
製本所	株式会社国宝社

定価はカバーに表示してあります。
©平山令明　2018, Printed in Japan
落丁本・乱丁本は購入書店名を明記のうえ、小社業務宛にお送りください。
送料小社負担にてお取替えします。なお、この本についてのお問い合わせ
は、ブルーバックス宛にお願いいたします。

本書のコピー、スキャン、デジタル化等の無断複製は著作権法上での例外
を除き禁じられています。本書を代行業者等の第三者に依頼してスキャン
やデジタル化することはたとえ個人や家庭内の利用でも著作権法違反です。
R〈日本複製権センター委託出版物〉複写を希望される場合は、日本複製
権センター（電話03-3401-2382）にご連絡ください。

ISBN978-4-06-511685-2

発刊のことば

科学をあなたのポケットに

二十世紀最大の特色は、それが科学時代であるということです。科学は日に日に進歩を続け、止まるところを知りません。ひと昔前の夢物語もどんどん現実化しており、今やわれわれの生活のすべてが、科学によってゆり動かされているといっても過言ではないでしょう。

そのような背景を考えれば、学者や学生はもちろん、産業人も、セールスマンも、ジャーナリストも、家庭の主婦も、みんなが科学を知らなければ、時代の流れに逆らうことになるでしょう。ブルーバックス発刊の意義と必然性はそこにあります。このシリーズは、読む人に科学的に物を考える習慣と、科学的に物を見る目を養っていただくことを最大の目標にしています。そのためには、単に原理や法則の解説に終始するのではなくて、政治や経済など、社会科学や人文科学にも関連させて、広い視野から問題を追究していきます。科学はむずかしいという先入観を改める表現と構成、それも類書にないブルーバックスの特色であると信じます。

一九六三年九月

野間省一